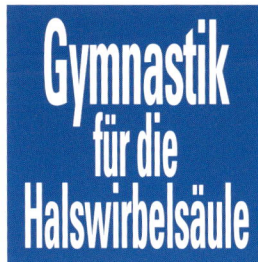

Gymnastik für die Halswirbelsäule

W0073320

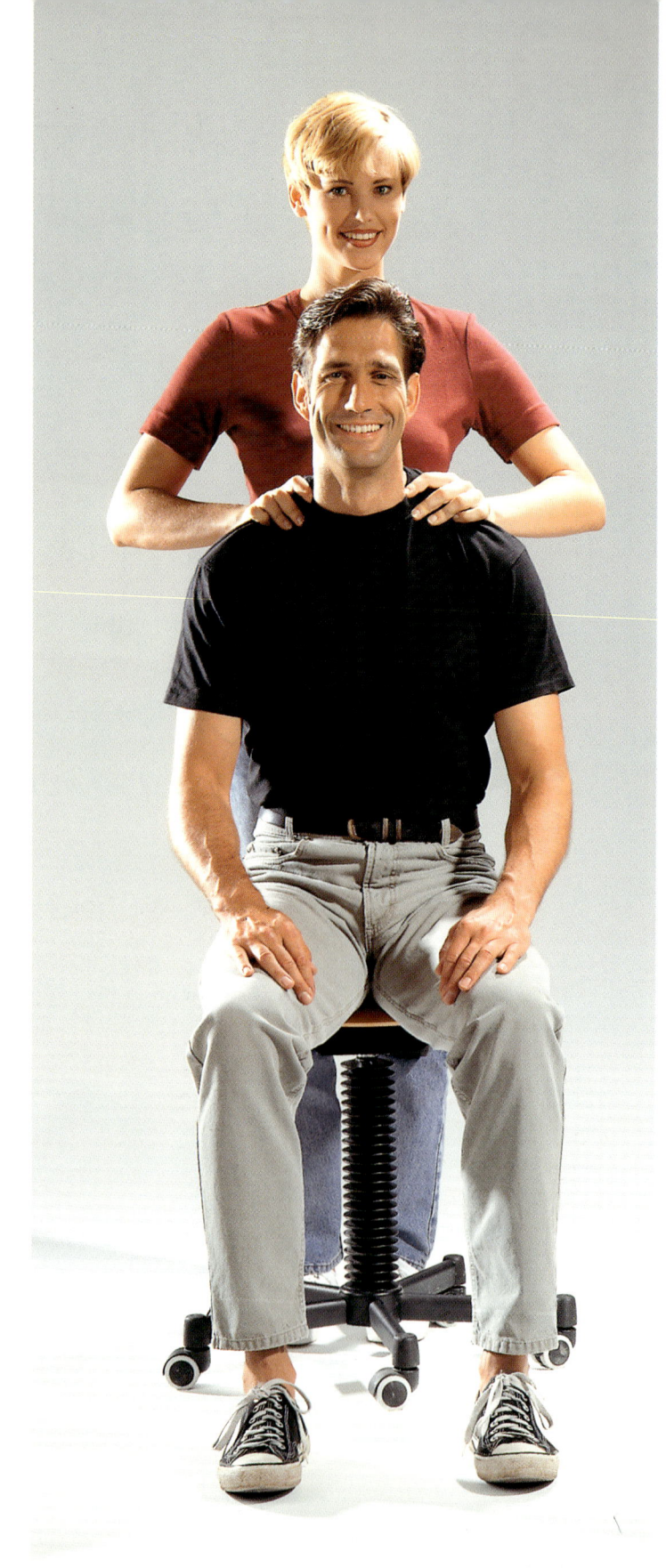

Gymnastik für die Halswirbelsäule

Julia Engelmann

Haltung und Bewegung im Alltag

50 Übungen für Hals und Schultern

Variable Übungsprogramme für 5 – 30 Minuten

Mit einem Vorwort und Begleittexten von Stefan Zinck
Arzt für Orthopädie – Sportmedizin,
Chirotherapie und Physikalische Therapie
Orthopädischer Oberarzt einer Rehabilitationsklinik

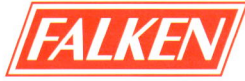

INHALT

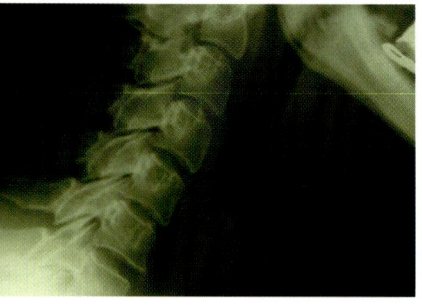

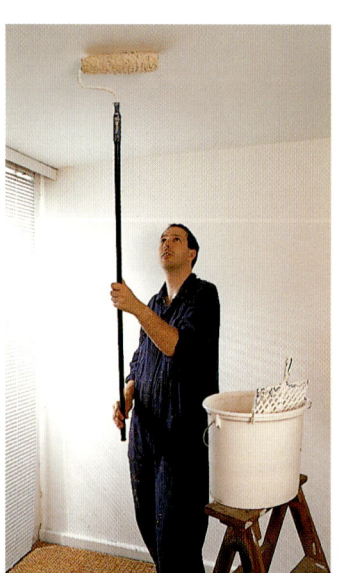

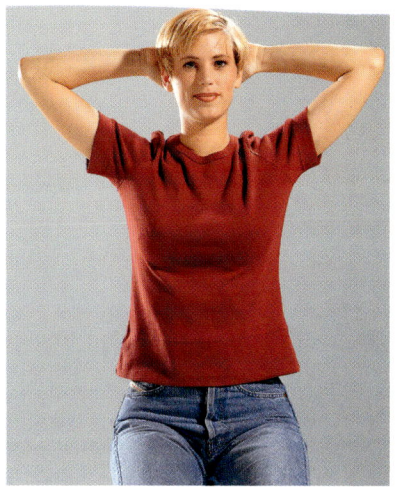

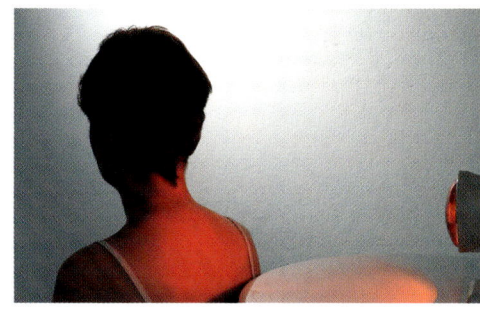

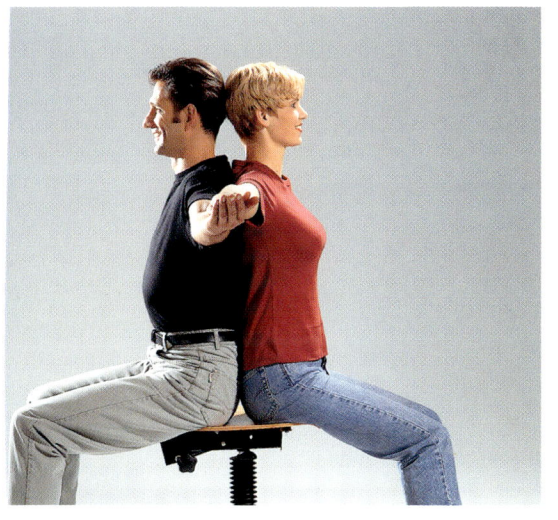

VORWORT

Mit dem vorliegenden Ratgeber zur Gymnastik von Nacken und Schultern schließt sich eine Lücke im Bücherangebot über Wirbelsäulengymnastik, das sich bisher auf die allgemeine Rückenschule konzentriert hat.

Wenn ein Buch mit Anleitungen zur Gymnastik der Öffentlichkeit übergeben wird, ist es aus ärztlicher Sicht sinnvoll, einige allgemeine Gesichtspunkte voranzustellen; nicht etwa, weil die vorgestellten Übungen gefährlich wären, sondern um zu verhindern, daß bestehende Probleme durch falsch angewendete Übungen zu einer Verstärkung der Beschwerden führen.

Vor den Übungen steht die genaue ärztliche Diagnose

Die Autorin weist zurecht darauf hin, daß man grundsätzlich zuerst die Ursache der Beschwerden ärztlich abklären muß, um dann gefahrlos und gezielt die Übungen zu kombinieren und leidensgerecht einzusetzen. Im Einzelfall ersetzen sie nicht die geführte krankengymnastische Behandlung, sind aber hervorragend geeignet, um sogenannten „Alltagsproblemen" vorzubeugen und Verspannungsschmerzen zu lindern. Dabei gilt die Regel, vorsichtig mit leichten Übungen zu beginnen und diese stufenweise zu steigern. Nur die regelmäßige Anwendung kann zu der gewünschten langfristigen Stabilisierung führen.

In erster Linie werden mit diesen – im langjährigen Klinikalltag erprobten – Übungen jene Menschen angesprochen, die, bedingt durch ihre Arbeitstätigkeit, zu **schmerzhaften Verspannungen im Bereich der Nacken-Schulterpartie und der Halswirbelsäule** neigen. Neben den gymnastischen Möglichkeiten ist es auch wichtig, die Arbeitsplatzsituation so zu gestalten, daß ein ergonomisches Arbeiten mit möglichst vielen abwechslungsreichen Bewegungsabläufen im Tagesverlauf möglich wird. Entsprechende Voraussetzungen müßten durch Gespräche mit den Arbeitgebern, den Betriebsräten oder den Betriebsärzten geschaffen werden.

Mit den Übungen in diesem Buch sind bestehende knöcherne Veränderungen an der Halswirbelsäule nicht zu „reparieren". Die Gymnastik kräftigt Muskulatur, Bänder und Sehnen, korrigiert muskuläre Schwächen und Fehlhaltungen und beseitigt entsprechende Beschwerden. Dafür bedarf es jedoch der Einsicht in falsche Lebensgewohnheiten und des Durchhaltevermögens für eine konsequente, wenn möglich tägliche Anwendung.

Leider werden diese Maßnahmen meist nicht vorbeugend in den Tagesablauf integriert, etwa wie das tägliche Zähneputzen, sondern erst dann ernstgenommen, wenn sich erste schmerzhafte Beschwerden einstellen. Die Gymnastik an sich ist eine Bewegungsform, die nicht spontan von allen Menschen als Ausdruck der Lebensfreude empfunden wird. Unsere zivilisationsgeprägten Lebensumstände erfordern jedoch eine gewisse Voraussicht, um den durch Bewegungsmangel und Zwangshaltungen geförderten Verschleißerscheinungen vorzubeugen. Davon ist jeder von uns betroffen, und deshalb empfiehlt es sich, liebgewordene „Untätigkeiten" aufzugeben und durch spielerisch in den Alltag eingebaute (Gruppen-)Übungen im Familien-, Freundes- und Kollegenkreis zu ersetzen.

Für diese Bemühungen wünsche ich Ihnen viel Durchhaltevermögen und Erfolg und dem Buch eine weite Verbreitung.

Stefan Zinck, Juni 1995

Die Gymnastik beugt den Verschleißerscheinungen durch einseitige Belastungen und Fehlhaltungen vor

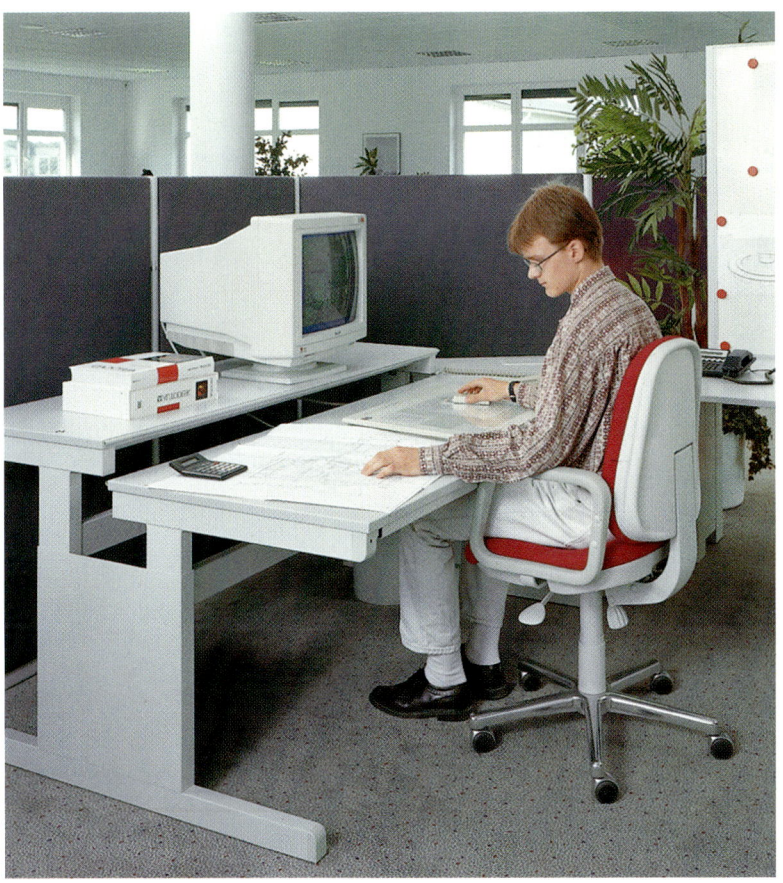

Etwa 70 000 Stunden verbringt ein Büromensch an seinem Schreibtisch. Ein moderner Arbeitsplatz sollte deshalb allen ergonomischen Anforderungen entsprechen, um Haltungsschäden zu vermeiden

ÜBER WIRBEL UND BANDSCHEIBEN

Als Trageorgan des Körpers muß die Wirbelsäule einerseits starr und stabil sein, zur Dämpfung von Erschütterungen und für die Beweglichkeit andererseits elastisch und biegsam. Diese zwei gegensätzlichen Funktionen kann sie nur durch eine geniale Sandwichkonstruktion gleichzeitig erfüllen

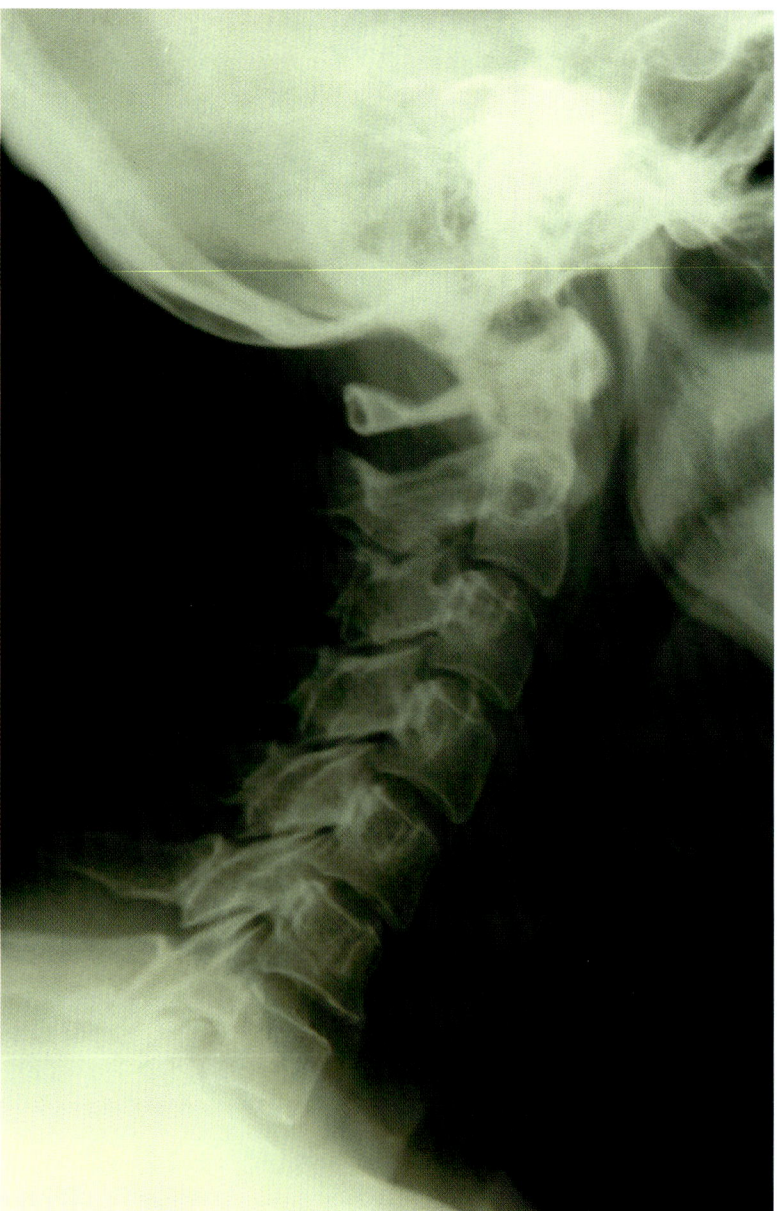

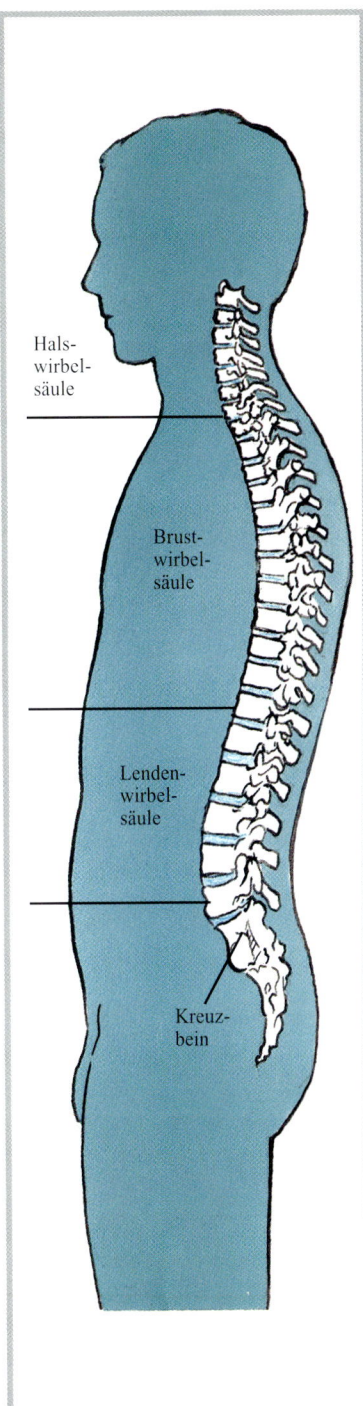

Hals-
wirbel-
säule

Brust-
wirbel-
säule

Lenden-
wirbel-
säule

Kreuz-
bein

Die Wirbelsäule stellt sich in der Seitansicht als eine lange doppel-S-förmig gekrümmte Gliederkette dar, bestehend aus den 7 Einzelwirbeln der Hals-, den 12 Wirbeln der Brust- und den 5 Wirbeln der Lendenwirbelsäule. Das Gesamtorgan Wirbelsäule mit dem Kopf ruht auf dem Kreuzbein, welches sich als annähernd dreieckiger Knochen, ähnlich wie der Schlußstein eines Torbogens, in das Beckenskelett einpaßt.

Dadurch ergibt sich ein geschlossener Beckenring, nur unterbrochen von den sehr straffen federnden Gelenkverbindungen der Kreuzdarmbeinfugen und der Schambeinfuge. Über diesen Beckenring wird die Last gleichmäßig auf beide Hüftgelenke übertragen.

Die Wirbel weisen trotz einheitlicher Grundstruktur spezifische Unterscheidungsmerkmale bezüglich

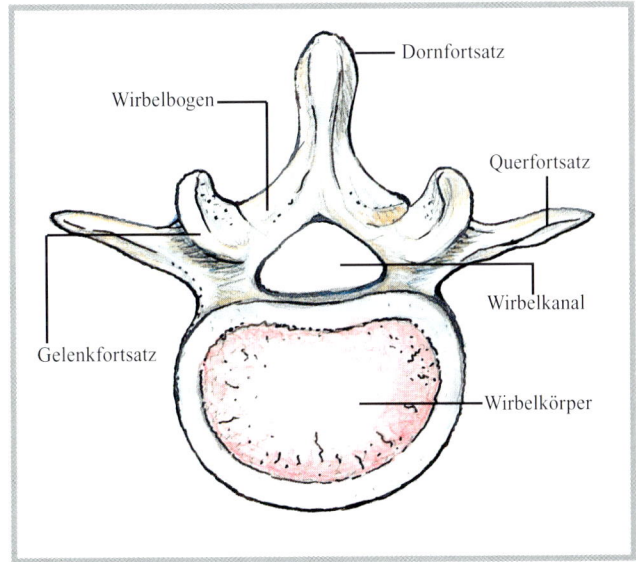

Wirbelbogen

Dornfortsatz

Querfortsatz

Wirbelkanal

Gelenkfortsatz

Wirbelkörper

Aufbau der Wirbelsäule

Querschnitt durch einen Wirbel

Form und Größe in Abhängigkeit von ihrer Position innerhalb der Wirbelsäule auf. Der Wirbelkörper prägt den Säulencharakter, die Wirbelbögen verbinden die beiden Querfortsätze und den Dornfortsatz mit dem Wirbelkörper, indem sie zwischen sich einen knöchernen Bogen spannen, den Wirbelkanal, der das Rückenmark aufnimmt. Jeder Wirbel trägt Gelenkfortsätze mit knorpelbedeckten Facetten, über welche die Wirbel untereinander gelenkig in Kontakt stehen. Verbunden sind die einzelnen Wirbelkörper durch die derben bindegewebigen Zwischenwirbelscheiben, die sogenannten **Bandscheiben,** mit einem gallertartigen Bandscheibenkern. Je zwei Wirbel bilden mit der dazwischen liegenden Bandscheibe ein sogenanntes **Bewegungssegment.** Starke Bänder seitlich sowie an der Vorder- und Rückseite der Wirbelsäule sorgen für eine zusätzliche Stabilisierung und Sicherung.

Beides, die Doppel-S-Form und der Bandscheibenkern, sind als Dämpfungsmechanismen zu verstehen. Die gelenkigen Verbindungen zwischen den Wirbelkörpern ermöglichen über die entsprechenden Muskelzüge die notwendige Biegsamkeit und Beweglichkeit. Kräftige Muskelpakete liegen in der Tiefe zwischen den Dornfortsätzen und Querfortsätzen jeder Seite und verspannen die Wirbelsäule vom Kreuzbein bis zum Hinterhaupt in teils grober, teils feingliedriger Abstufung ähnlich wie bei der Takelage eines alten Rahseglers. Großflächige und oberflächlich liegende Muskeln verbinden die Wirbelsäule mit Becken, Schultergürtel und Kopf, sie formen die Körperkonturen vom Hals bis zu den Flanken.

Das Rückenmark verläuft, geschützt durch die knöchernen Wirbelbögen, bis hinunter zur Lendenwirbelsäule. Vom Rückenmark zweigen in jeder Etage zwischen den Wirbelkörpern seitlich auf Höhe der Bandscheiben Nervenstränge ab, die Arme und Beine bzw. den Brustkorb versorgen.

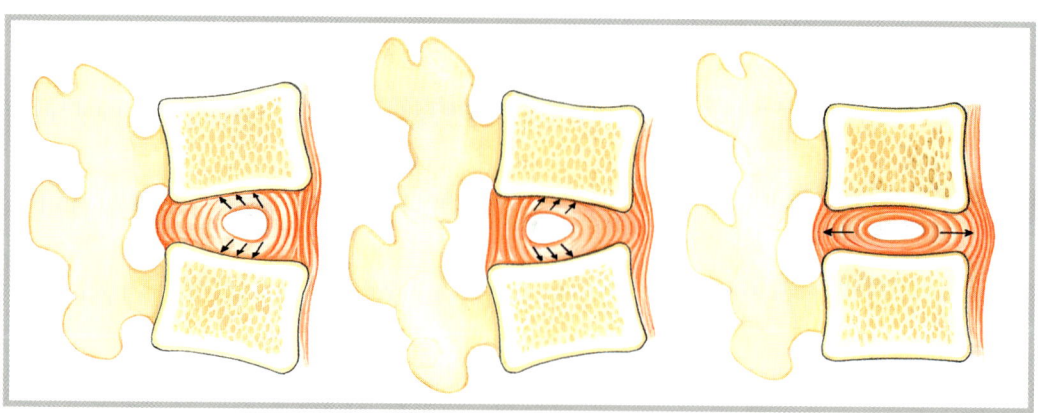

Bewegungssegment aus 2 Wirbeln und einer Bandscheibe

Diese in Aufbau und Funktion von der Natur sehr sinnvoll gestaltete Gliederkette ist durch unsere Lebensumstände und durch Alterungsprozesse mannigfaltigen Schädigungsmöglichkeiten ausgesetzt. Schon ab dem 3. Lebensjahrzehnt kommt es durch zunehmenden Wasserverlust des Bindegewebes zu Elastizitätsverlust, Rißbildung und Schrumpfung in den Bandscheiben. Bei Druckerhöhungen in einem Bewegungssegment durch Dreh- oder Beugebewegungen des Rumpfes kann sich der verformbare gallertartige Bandscheibenkern durch Risse in der Bindegewebshülle einen Weg in Richtung Rückenmark bzw. Nervenwurzel bahnen und dort eine Nervenbedrängung mit den entsprechenden Schmerzen, Taubheits- bzw. Lähmungserscheinungen erzeugen, wie sie klassischerweise bei einem **Bandscheibenvorfall** vorliegen.

Darüber hinaus führen alltägliche Zwangshaltungen, schlechte Körperhaltung und Bewegungsmangel sowie Verletzungen beim Sport und im Verkehr („Schleudertrauma") zur Schwächung und Destabilisierung der gesamten Gliederkette (Achsenorgan) mit den zugehörigen Weichteilstrukturen. Dies führt zu den beschriebenen Bandscheibenvorfällen, zu vielseitigen Verschleißerscheinungen an Wirbelkörpern, Wirbelgelenken, Band- und Muskelstrukturen. Aus diesen Veränderungen ergeben sich wiederum eine Vielzahl von verschiedenen Beschwerdebildern, deren Aufzählung allein ein dickes Buch füllen würde.

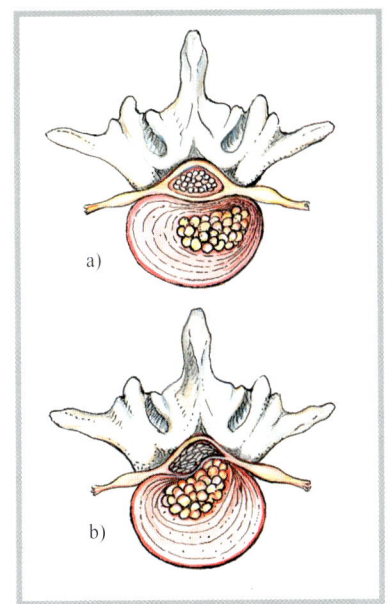

Die Bandscheibe kann auf die Nervenwurzel (a) oder das Rückenmark (b) drücken

An der Form des Achsenskeletts lassen sich sehr gut die vielfältigen äußeren und inneren (seelischen) Einwirkungen auf die Wirbelsäule ablesen; und auch hier gilt: jede Kette ist nur so stark wie ihr schwächstes Glied. Die geschilderten Strukturen (Muskeln, Sehnen, Bänder etc.) verbinden den Körper von den Füßen bis zum Kopf zu einer zusammenhängenden Einheit. Verletzungen an den Beinen und Gelenken stören das Gleichgewicht der Wirbelsäule, selbst eine kleine schmerzhafte Warze an der Fußsohle hat eine veränderte Körperhaltung zur Folge und kann zu vorübergehenden Schmerzen an der Wirbelsäule führen. Nicht ausgeglichene Beinlängenunterschiede oder ungeeignetes Schuhwerk

Jede Kette ist nur so stark wie ihr schwächstes Glied

Vor jeder Behandlung muß der Ursprung der Schmerzentstehung gefunden werden

(Stöckelschuhe) können langfristig eine Formveränderung der Wirbelsäule auslösen und damit zur Ursache für dauerhafte Beschwerden werden.

Ergänzend sei hier das sogenannte **Schulter-Arm-Syndrom** genannt. Die Ursache kann einer Nervenbedrängung entweder im Halswirbelsäulenbereich, dem ellenbogennahen Unterarmbereich oder dem Handgelenksbereich zugeordnet werden; nicht zu vergessen die vielseitigen Schmerzausstrahlungen durch Erkrankungen im Schultergelenksbereich und durch die bereits geschilderten Verschleißerscheinungen speziell der Halswirbelsäule.

Jedes der hier nur andeutungsweise geschilderten Symptome erfordert gemäß seines Entstehungsmechanismus eine andere Behandlungsstrategie. Insofern ist es als Grundlage für die folgenden Übungen wichtig, den Ursprung der Schmerzentstehung zu diagnostizieren, denn falsch angewendete Übungen können schlimmstenfalls zu einer Beschwerdeverstärkung führen bzw. sich als vollkommen wirkungslos erweisen.

Stefan Zinck

SCHONUNG DER HALSWIRBELSÄULE

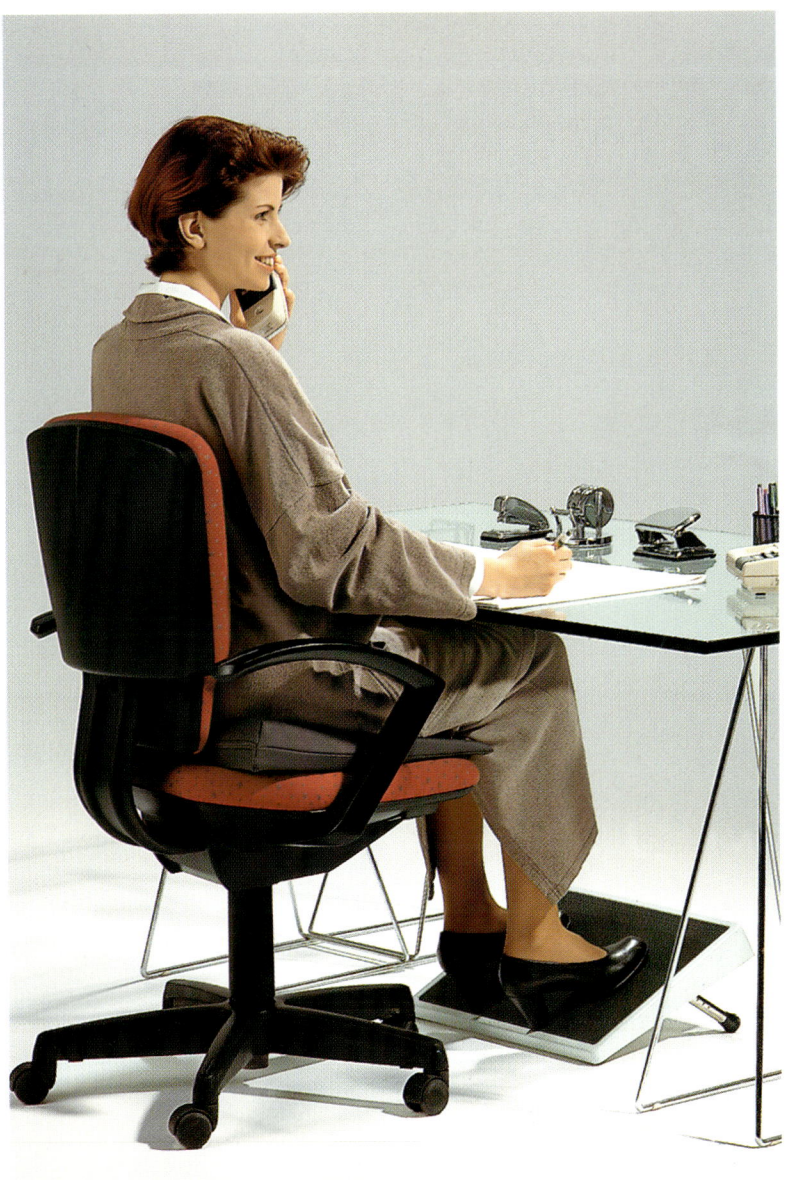

Die Skelettmuskulatur umhüllt und stabilisiert die Wirbelsäule wie ein bewegliches Stützkorsett. Fehlhaltungen und Verspannungen schädigen langfristig durch einseitige Belastungen die Halswirbelsäule

ENTSPANNTE NACHTRUHE

Wie man sich bettet, so schläft man – und so wacht man am Morgen auch auf.

Da wir etwa ein Drittel unseres Lebens im Bett verbringen, ist die Kopflagerung über Nacht sehr wichtig. Dabei kommt es nicht nur auf die Matratze, sondern auch auf die richtige Wahl des Kopfkissens an. Beide sollten Ihnen individuell angepaßt sein.

Die Matratze muß einteilig und punktelastisch sein, das heißt, daß die natürlichen Körperhöhlen (Lendenwirbelsäule und Halswirbelsäule) unterstützt werden und das Becken, die Schultern und der Kopf in die Unterlage versinken können. Außerdem sollte die Matratze kein erhöhtes Kopfteil haben.

Das Kopfkissen darf weder zu hoch noch zu flach sein, damit beim Schlafen die Halswirbelsäule von der Brustwirbelsäule nicht abgeknickt wird.

Bauchschläfer sollten entweder gar kein Kopfkissen oder nur ein ganz flaches benutzen.

Wenn Sie auf einem großen, weichen Kopfkissen schlafen, ist die Gefahr, daß der Kopf falsch gelagert wird, besonders groß. Natürlich fällt es schwer, sich von seinem „geliebten Knautschkissen" zu trennen und auf ein härteres Halswirbelsäulenkissen umzusteigen. Nicht selten kommt es vor, daß man in der ersten Nacht auf dem härteren Kissen schlecht schläft und ständig aufwacht. Es ist wie jede andere Umstellung gewöhnungsbedürftig, also geben Sie nicht gleich auf. Erfahrungsgemäß möchten Sie das Kissen nach kurzer Zeit nicht mehr missen, und Nackenverspannungen am Morgen gehören der Vergangenheit an.

Zum Schlafen muß ein verstellbares Kopfteil waagerecht sein

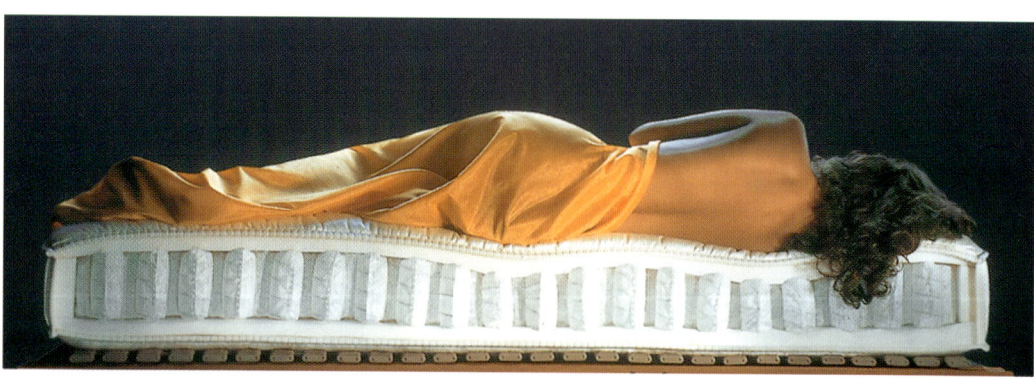

Eine einteilige, punktelastische Matratze sorgt für gesunden Schlaf

10 TIPS FÜR DEN ALLTAG

Oft sind es ganz einfache und sich ständig wiederholende Bewegungsabläufe im Alltag, die sich zu wirbelsäulenschädigenden Gewohnheiten „eingeschliffen" haben und Schmerzen verursachen.

Es ist leicht, rückenfreundlichere Haltungs- und Bewegungsformen einmal zu erlernen, aber meist sehr schwer, sich diese nachher auch im Alltag konsequent immer wieder ins Bewußtsein zu rufen, bis sie schließlich ganz automatisch ablaufen.

Beobachten Sie sich deshalb in den nächsten Wochen ganz bewußt immer wieder selbst, und achten Sie dabei auf Gewohnheiten, die Ihren Rücken und Ihre Halswirbelsäule unnötig belasten.

Als Gedächtnisstütze sollen Ihnen dabei die folgenden zehn Alltagstips dienen.

Tip 1

Vermeiden Sie es, „über Kopf" zu arbeiten. Steigen Sie statt dessen grundsätzlich auf eine Leiter oder einen Stuhl.

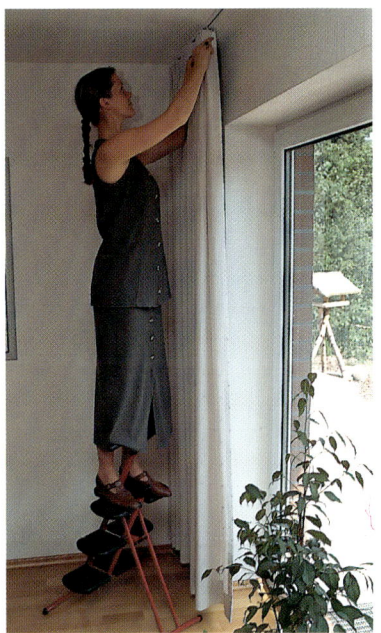

Mit etwas Einfallsreichtum und kleinen Hilfsmitteln kann man ...

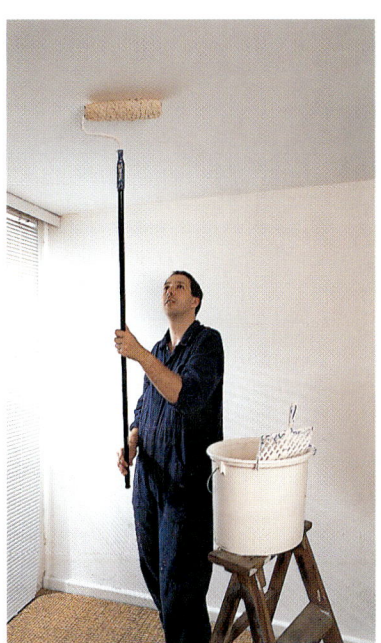

... das Überstrecken des Halses nach hinten vermeiden

Tip 2

Achten Sie darauf, die Schultern bei Alltagsarbeiten (zum Beispiel am Schreibtisch) nicht hochzuziehen. Entspannen Sie immer wieder die Schultern, und ziehen Sie sie nach unten.

Tip 3

Tragen Sie schwere Lasten (zum Beispiel Einkaufstaschen) nicht mit einer Hand, sondern verteilen Sie das Gewicht auf beide Arme.

Tip 4

Legen Sie bei monotonen Tätigkeiten wie Autofahren, Schreiben, Lesen, Bügeln, Handarbeiten oder Fernsehen öfter eine Pause ein und bewegen Sie sich!

Tip 5

Führen Sie keine abrupten Drehbewegungen mit dem Kopf durch, sondern wenden Sie sich mit dem ganzen Körper dem Ort Ihrer Aufmerksamkeit zu.

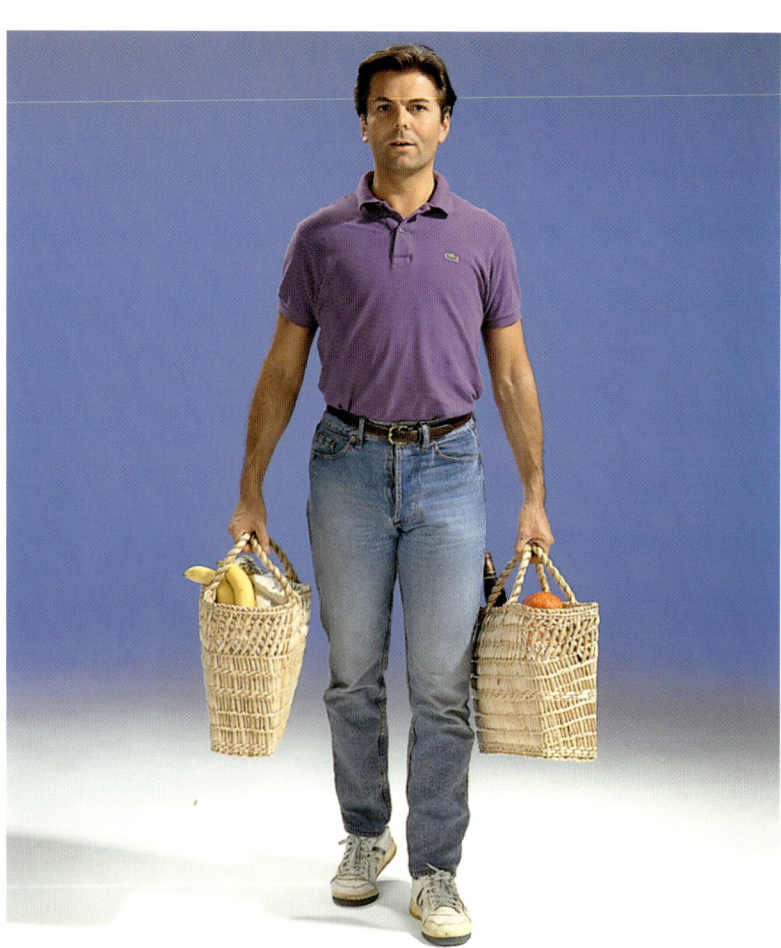

Verteilen Sie Traglasten gleichmäßig auf beide Arme

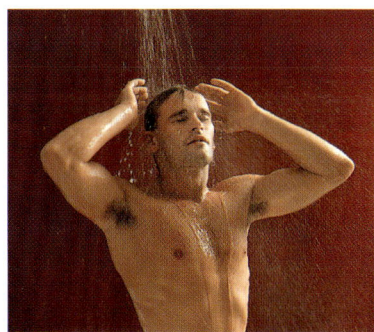

Die Haare stehend unter der Dusche waschen

Tip 6

Schützen Sie sich vor Zugluft. Schließen Sie Tür oder Fenster, oder tragen Sie ein Tuch, Schal oder Kragen. Vorsicht ist auch bei Klimaanlagen und Ventilatoren geboten.

Tip 7

Waschen Sie die Haare nicht vornübergebeugt im Waschbecken, sondern besser aufrecht stehend unter der Dusche.

Tip 8

Nehmen Sie im Kino einen Platz in den hinteren Reihen ein, von wo aus Sie den Blick nicht nach oben richten müssen.

Tip 9

Lassen Sie beim Gehen die Arme locker mitschwingen, statt sie in den Jacken- oder Manteltaschen zu vergraben.

Tip 10

Vermeiden Sie längere „Über-Kopf-Spiele", zum Beispiel beim Badminton.

ENTSPANNUNG AM ARBEITSPLATZ

(Stefan Zinck)

Es gibt an fast jedem Arbeitsplatz noch einige Möglichkeiten, rükkenfreundliche Ausstattungsdetails oder schonende Verhaltensweisen einzuführen.

Das können Sie selbst tun:

◾ **Kontrolle des Arbeitsplatzes** auf ergonomische Gestaltung der Arbeits- bzw. Bedienungselemente, Zugluft, Temperatur und des Mobiliars auf Arbeitshöhe, Sitzgelegenheit usw. Bei Fragen wenden Sie sich an den Betriebsarzt oder Betriebsrat, die oft Informationsbroschüren und Checklisten zur ergonomischen Arbeitsplatzgestaltung zur Verfügung stellen können. Gegebenenfalls müssen Hilfsmittel wie Sitzkeil, Fußbank, Balancestuhl oder ein Stehpult mit Hocker angeschafft werden.

◾ **„Sich regen bringt Segen"** sagt ein altes Sprichwort nicht ganz zu unrecht. Die Arbeitsgeräte sollten so angeordnet sein, daß man zum Beispiel im Büro aufstehen muß, um zum Drucker, zum Papierlager oder zum Ablagefach zu laufen. Wechseln Sie nach Möglichkeit zwischen zwei Sitzgelegenheiten, es gibt schlichtweg keinen idealen Stuhl für „Dauersitzungen".

Öffnen Sie auch an kalten Tagen zwischendurch das Fenster, und machen Sie dabei ein paar kurze Übungen, um den Kreislauf in Schwung zu bringen. Statt einer Zigarettenpause kann man auch Gän-

Informieren Sie sich über die Richtlinien für einen ergonomischen Arbeitsplatz

ge durchs Haus erledigen. Den Aufzug läßt man dabei links liegen, die Treppen sind das beste „Fitness-Studio" in jedem Bürohaus.

■ **Vermeiden Sie** durch eine realistische Zeiteinteilung und Terminplanung **nervöse Anspannung.** Halten Sie sich immer eine kleine Zeitreserve für unvorhersehbare Notfälle frei. Das Delegieren von Aufgaben und Arbeiten in einer Gruppe erleichtert und strukturiert den Bürotag.

■ Kein Krimi ohne Auflösung, keine Spannung ohne Entspannung! Trainieren Sie **Methoden zur bewußten Entspannung** wie autogenes Training, Tai-Chi, progressive Muskelentspannung, Meditation oder Yoga, die von Volkshochschulen und einigen Krankenkassen günstig angeboten werden. Wer beim Yoga zunächst gewisse Einschränkungen hinsichtlich Gelenkbeweglichkeit, Alter usw. berücksichtigen muß, kann auf abgewandelte Übungsformen ausweichen.

■ Sorgen Sie für eine **gute Flüssigkeitsversorgung** des Körpers. Zwischendurch immer wieder einige Schlucke warmen Kräutertee, ungezuckerte Säfte, Mineralwasser, wenig Kaffee oder schwarzen Tee trinken, das erhält die Leistungsfähigkeit.

■ Bei Neigung zu Kopfschmerzen sollte man auf eine **ausreichende Luftfeuchtigkeit** und **warme Füße** achten.

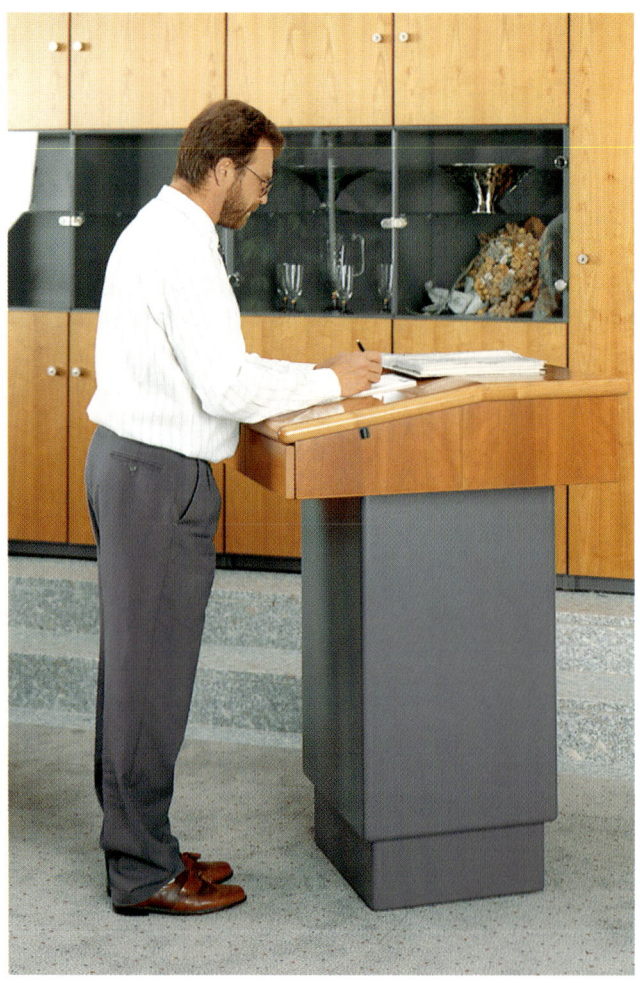

Die Alternative zum Schreibtisch: ein höhenverstellbares Stehpult

GYMNASTIK FÜR NACKEN UND SCHULTERN

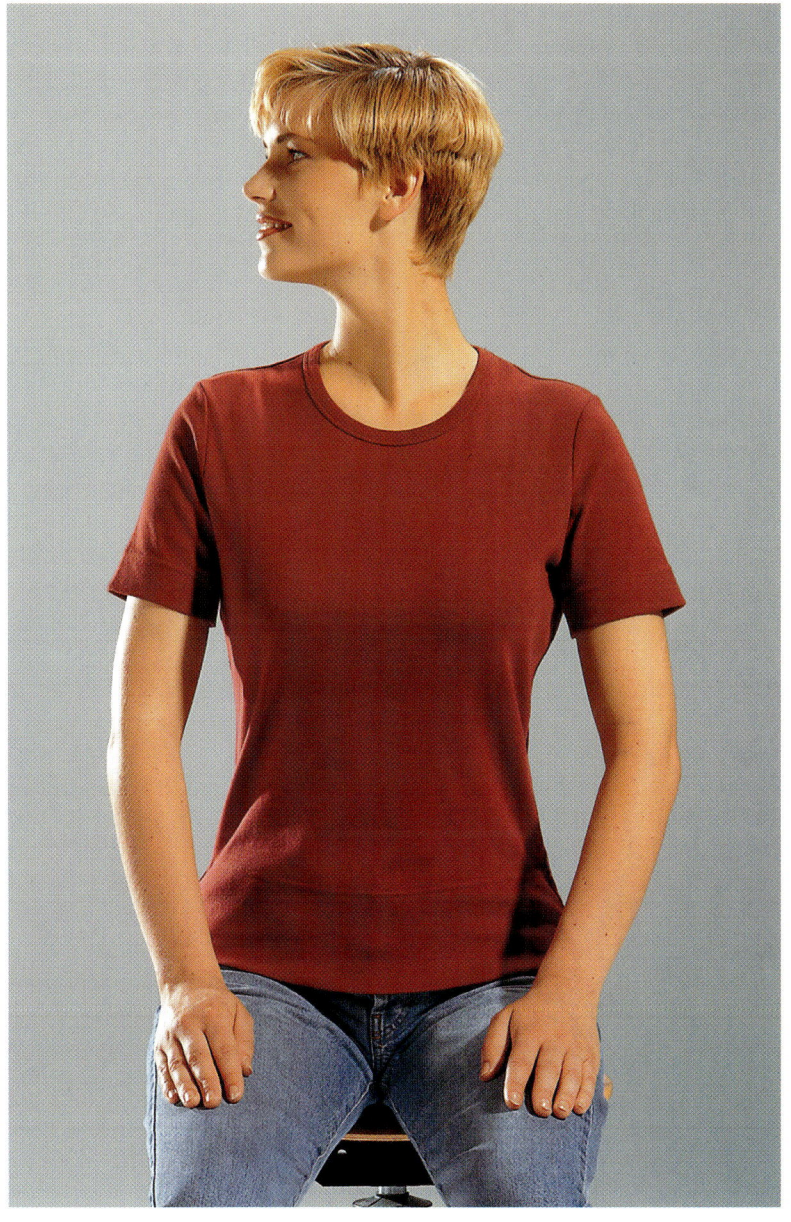

Spannungskopf-
schmerz,
schmerzhafte
Verkrampfun-
gen von Nacken
und Schultern
und die Folgen
eines Schleuder-
traumas lassen
sich durch ein-
fache, aber
wirksame Übun-
gen beheben

HILFE ZUR SELBSTHILFE FÜR WEN?

Bei Arthrose, degenerativen Veränderungen, Blockade oder einem Bandscheibenvorfall im Halswirbelsäulenbereich sollte die Einführung in die Halswirbelsäulengymnastik zunächst durch einen fachkundigen Therapeuten erfolgen.

A „Einsteiger"

Für diejenigen, die zeitweise unter Nackenschmerzen und Verspannungen leiden und vorher nicht wußten, wie sie sich selbst am besten helfen können.

Jede Übung in diesem Buch wird ausführlich erklärt und durch ein Bild verdeutlicht. Üben Sie die ersten Male ausschließlich vor dem Spiegel, damit Sie die Körperhaltung kontrollieren können und ein „Gefühl" für die Gymnastik bekommen. Achten Sie verstärkt auf die Hinweise zu den einzelnen Übungen, und fragen Sie vorher ihren behandelnden Arzt nach Art und Umfang Ihrer Erkrankung.

Die Übungen der Halswirbelsäulengymnastik lassen sich problemlos in jedes Training integrieren

B „Fortgeschrittene"

Die meisten von Ihnen haben Probleme mit dem Nacken schon „am eigenen Leib" erfahren und sich deshalb schon näher mit diesem Thema beschäftigt.

Das folgende Übungsprogramm soll eine Ergänzung dazu sein.

Es handelt sich um Gymnastikübungen, die Sie vielleicht schon in ähnlicher Form bei Krankengymnastik, Kur oder Rehabilitationsaufenthalten kennengelernt haben und zu Hause gut ohne aufwendige Hilfsmittel weiterführen können.

C Vereinsarbeit

Die Schulter- und Halswirbelsäulenmuskulatur wird in vielen Sportarten extrem beansprucht, beispielsweise bei Ballsportarten wie Squash (wo Reaktionsschnelligkeit und schnelles Kopfdrehen gefragt sind), Volleyball und Badminton (Kopf in der Rückwärtsneigung) oder auch Fußball (Kopfball).

Viele Übungen lassen sich gut in das Trainingsprogramm der jeweiligen Sportart einbeziehen (zum Beispiel zum Aufwärmen oder Trainingsausklang) und können als Anregung für Leiter von Turn- und Gymnastikgruppen dienen.

Menschen, die regelmäßig Sport treiben, können die Schulterübungen auch mit kleinen Hanteln durchführen.

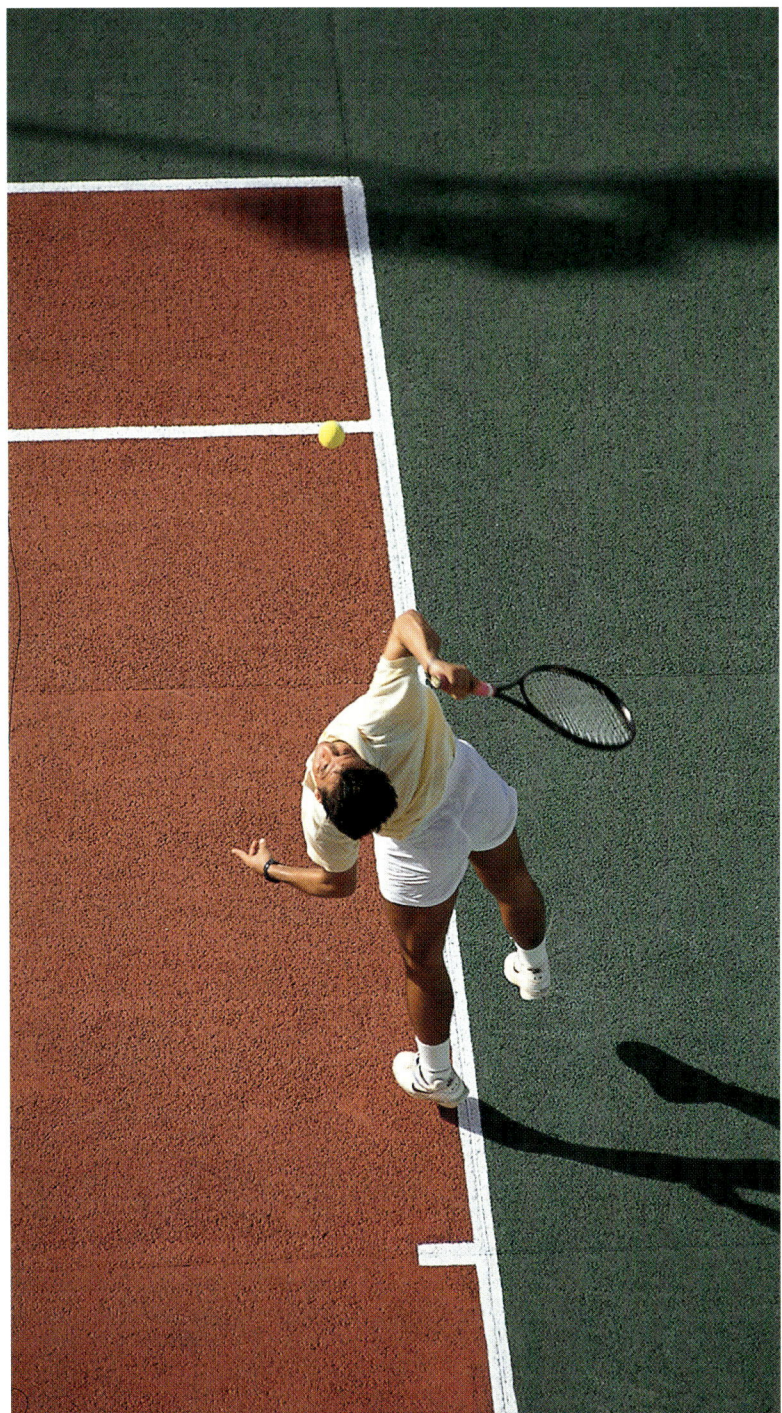

Belastung der Halswirbelsäule beim Aufschlag

PROGRAMM-
DURCHFÜHRUNG

Die Schulter-, Mobilisations-, Dehnungs- und Kräftigungsübungen sollten nicht getrennt voneinander durchgeführt werden. Wenn Sie also wenig Zeit haben, führen Sie aus jedem Bereich nur eine Übung durch.

Fangen Sie immer mit den Schulterübungen an, damit der Schulter- und Nackenbereich erwärmt wird. Eine vorherige Erwärmung ist daher nicht nötig, aber auch nicht schädlich. Haben Sie viel Zeit, können Sie sich zusätzlich durch Gehen, Laufen oder Radfahren erwärmen.

Durch die große Auswahl an Übungen in den verschiedenen Bereichen kann das Programm immer wieder neu gestaltet werden und wird dadurch nicht langweilig. Wenn Sie die Übungen nach einer Weile beherrschen, führen Sie diese am besten im Freien durch (Balkon, Garten).

Steigern Sie das Übungsprogramm durch einen höheren Schwierigkeitsgrad und nicht durch die Anzahl der Übungen. Motto: Vom Leichten zum Schweren.

5 – 10 Minuten Programm
3 Schulterübungen
1 Mobilisationsübung
1 Dehnungsübung
1 Kräftigungsübung

10 – 15 Minuten Programm
4 Schulterübungen
2 Mobilisationsübungen
2 Dehnungsübungen
2 Kräftigungsübungen

15 – 20 Minuten Programm
6 Schulterübungen
3 Mobilisationsübungen
3 Dehnungsübungen
3 Kräftigungsübungen

20 – 30 Minuten Programm
8 Schulterübungen
4 Mobilisationsübungen
4 Dehnungsübungen
4 Kräftigungsübungen

Im Anleitungsteil (siehe Seiten 24 – 83) sind die verschiedenen Übungsbereiche durch ihre Anfangsbuchstaben eindeutig gekennzeichnet:

Lockerungsübungen = LÜ
Schulterübungen = SÜ
Mobilisationsübungen = MÜ
Dehnungsübungen = DÜ
Kräftigungsübungen = KÜ
Schulter-Partnerübungen = SPÜ

HINWEISE ZU DEN ÜBUNGEN

■ Führen Sie die Übungen nie unter Schmerzen durch!

■ Am Anfang sollte der Schwerpunkt auf die richtige Übungsausführung gelegt werden. Mehr **üben und kontrollieren,** weniger „trainieren".

■ **Erzwingen Sie keine maximale Endstellung.** Das Training sollte der eigenen Leistungsfähigkeit angepaßt sein: langsam anfangen – allmählich steigern!

■ Bei den langsamen Übungen und den isometrischen Kräftigungsübungen vergißt man häufig das Atmen. Halten Sie die Luft bei der Durchführung nie an. Achten Sie auf eine **fließende und gleichmäßige Atmung** (keine Preßatmung).

■ Tun Sie nie zuviel, da jede Überbelastung der Halswirbelsäule Schmerzen bereitet. Eine tägliche Übungszeit von 15 Minuten oder 3mal wöchentlich 20 – 30 Minuten reicht aus: **lieber weniger – dafür öfter.**

■ Führen Sie die Übungen langsam und konzentriert durch. Wenig Gewinn haben Sie, wenn Sie die Übungen schnell hintereinander „abspulen" (nur um es getan zu haben): **wenn schon – dann richtig.**

■ Nach jeder Übung die Muskeln lockern!

LOCKERUNGSÜBUNGEN

Lockern Sie die Arme und Schultern nach jeder Übung aus. Sie können anfangs auch zwischendurch aufstehen, um die Beine und das Gesäß zu lockern. Wichtig ist jedoch, beim Fortführen der Übungen wieder die richtige Sitz- und Haltungsposition einzunehmen.

■ Ausgangsstellung:

■ Gerader Sitz auf der Hockerkante oder Stand; bei Übungen im Stand die Knie immer leicht einknicken.

■ Lockerungsübung 1

■ Die Arme „ausschütteln". Der Oberkörper darf dabei nach vorne geneigt werden.

■ Lockerungsübung 2

■ Die Arme locker vorschwingen und fallen lassen.

■ Lockerungsübung 3

■ Die Schultern schnell aufeinander folgend hoch- und runterziehen („Schulterzucken" – als ob Sie nichts wissen).

■ Lockerungsübung 4

■ Mit den Schultern kleine Kreise vorwärts oder rückwärts beschreiben, die Arme locker baumeln lassen.

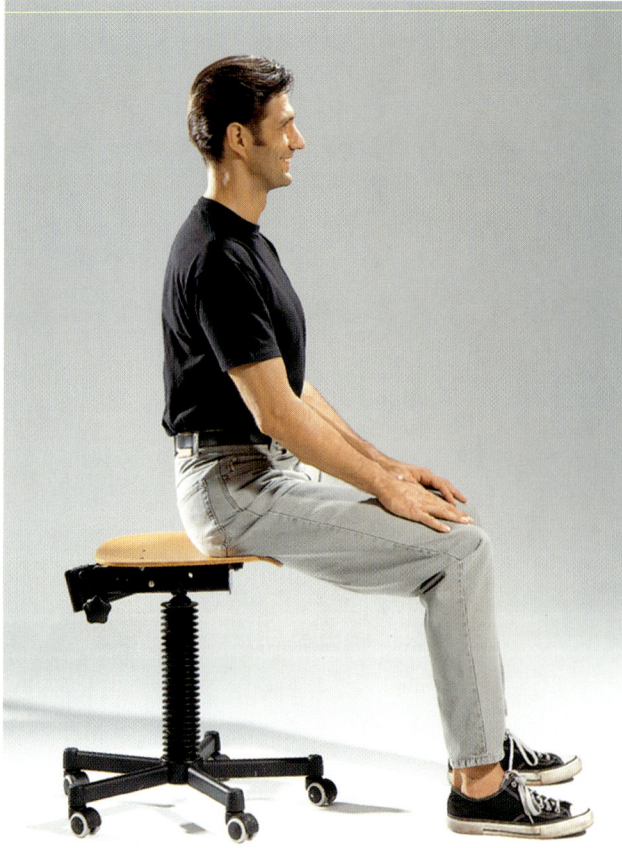

Ausgangsstellung

SCHULTERÜBUNGEN

Wiederholen Sie jede der folgenden Übungen 8mal, achten Sie auf gleichmäßige Atemzüge, und lockern Sie die Muskeln zwischen den Übungen.

■ Schulterübung 1

■ Schwingen Sie beide Arme gleichzeitig vor und zurück. Tempo und Auslenkung können Sie allmählich steigern.

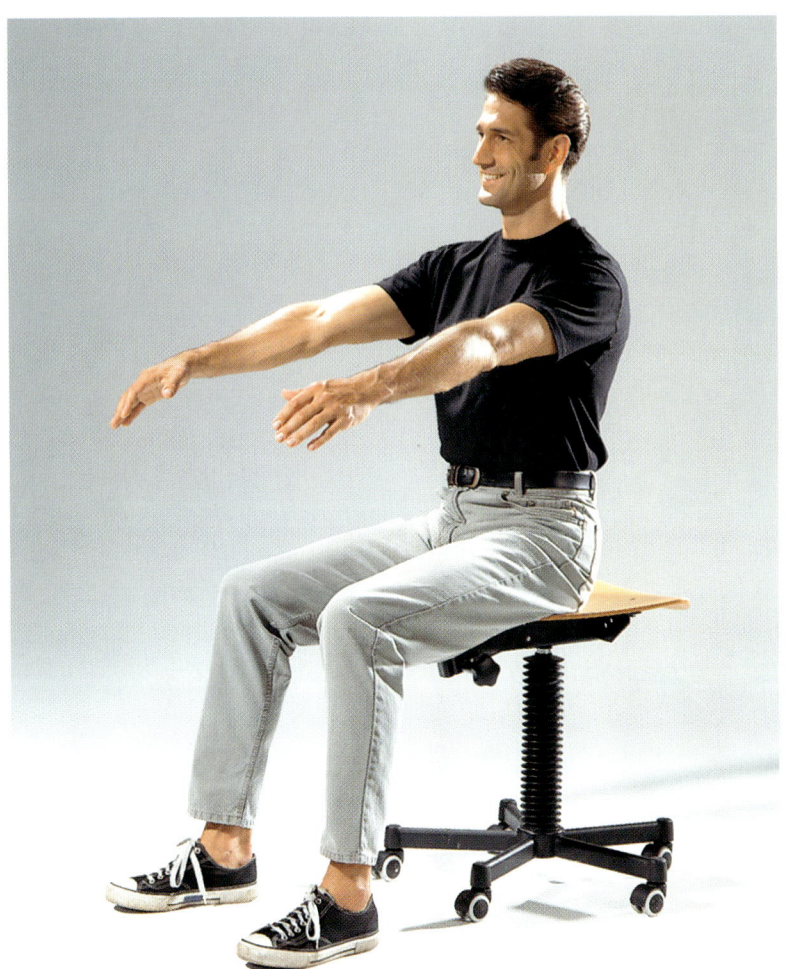

SÜ 1: Paralleles Armschwingen

■ Schulterübung 2

■ Schwingen Sie die Arme gegengleich vor und zurück.

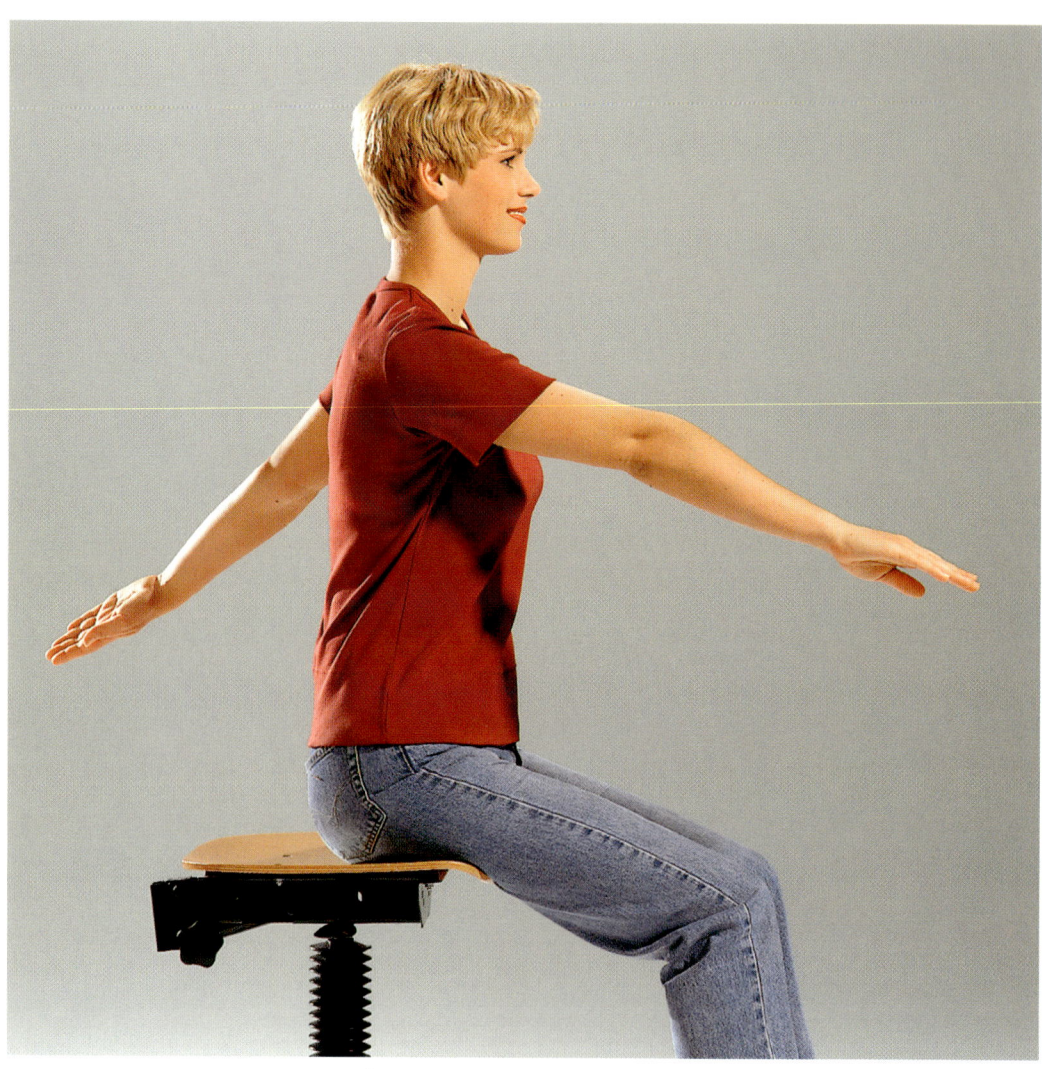

SÜ 2: gegengleiches Armschwingen

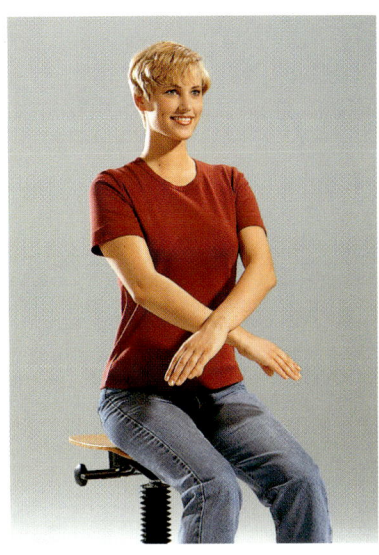

■ Schulterübung 3

■ Beschreiben Sie mit den Armen große Kreise vor dem Körper, einwärts und auswärts.

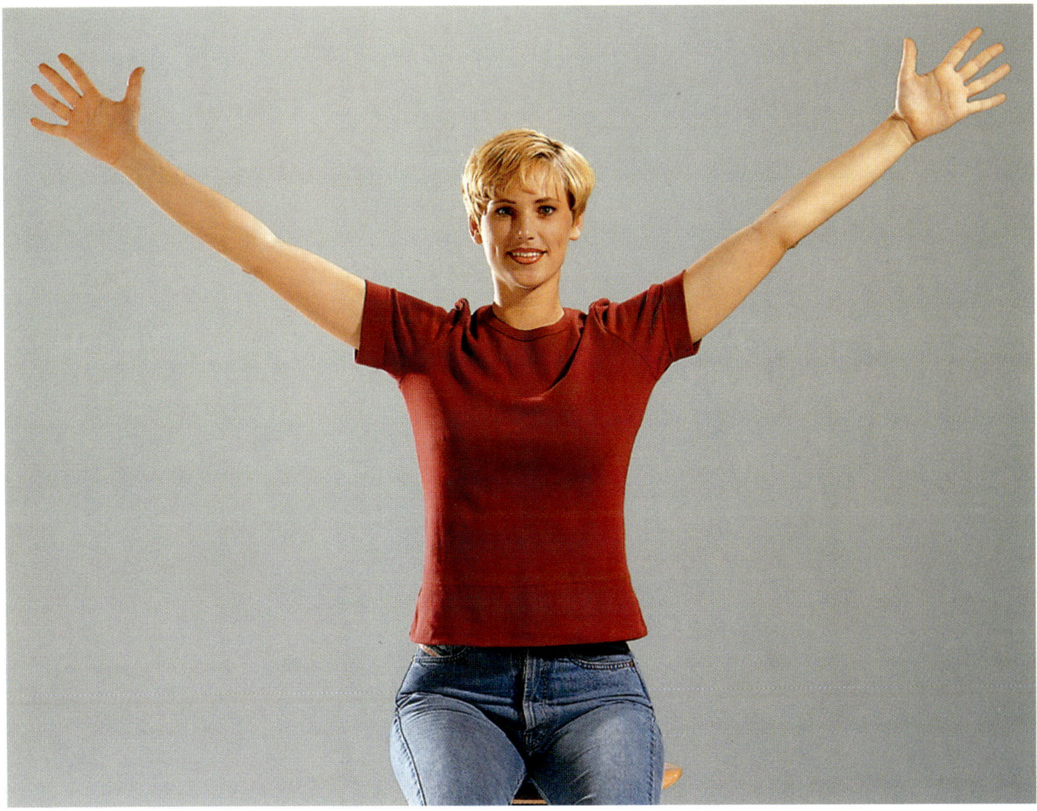

SÜ 3: Armkreisen

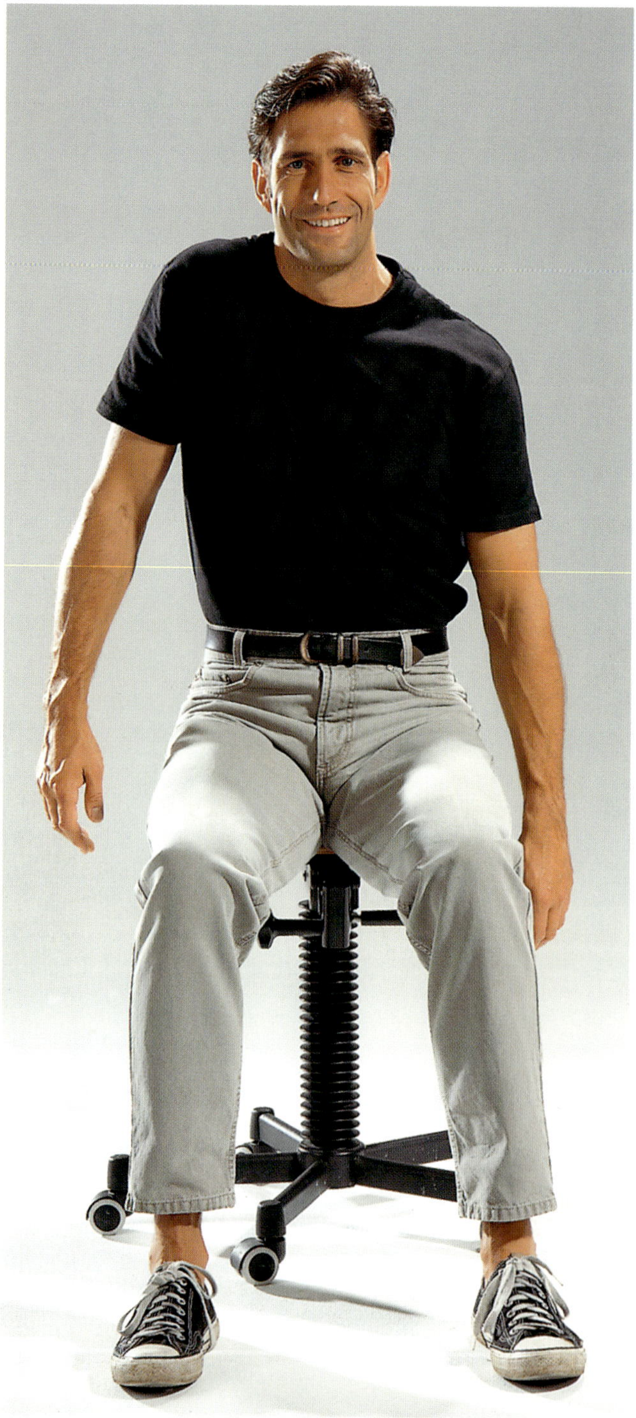

Schulterübung 4

■ Ziehen Sie im Wechsel jeweils die rechte und linke Schulter hoch.

■ Die Bewegungen nicht ruckartig durchführen.

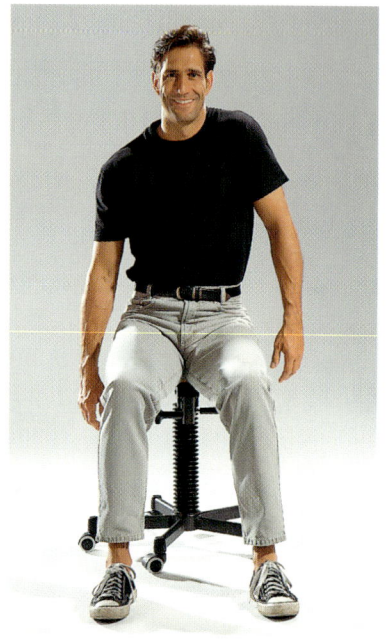

SÜ 4: abwechselndes Schulterheben

■ Schulterübung 5

■ Beide Schultern gleichzeitig hoch- und runterziehen, abwärts nicht einfach fallenlassen, sondern kontrolliert führen.

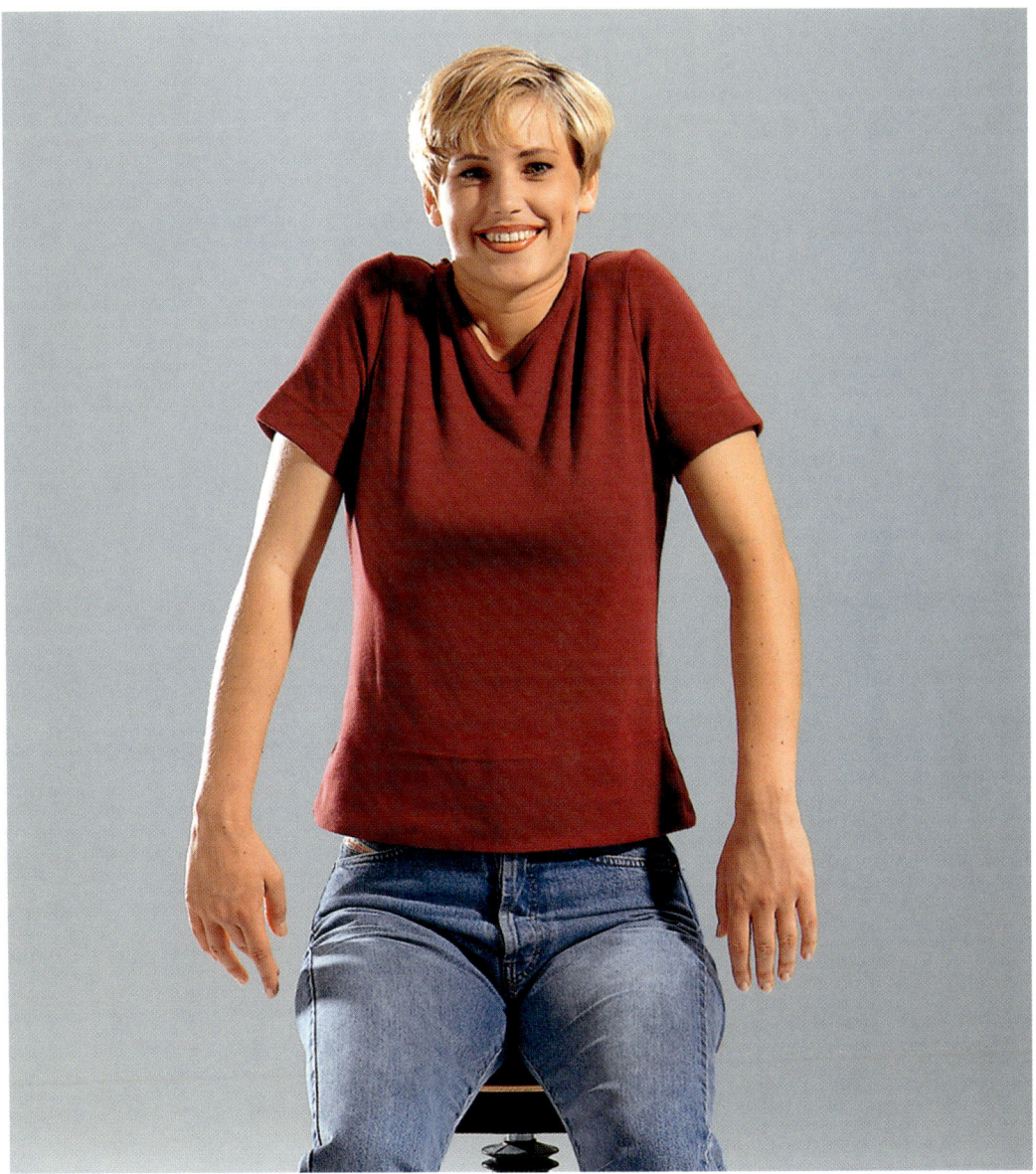

SÜ 5: paralleles Schulterheben

■ Schulterübung 6

■ Kreisen Sie mit den Schultern vorwärts und rückwärts. Die Hände können dabei auf die Schultern gelegt werden.

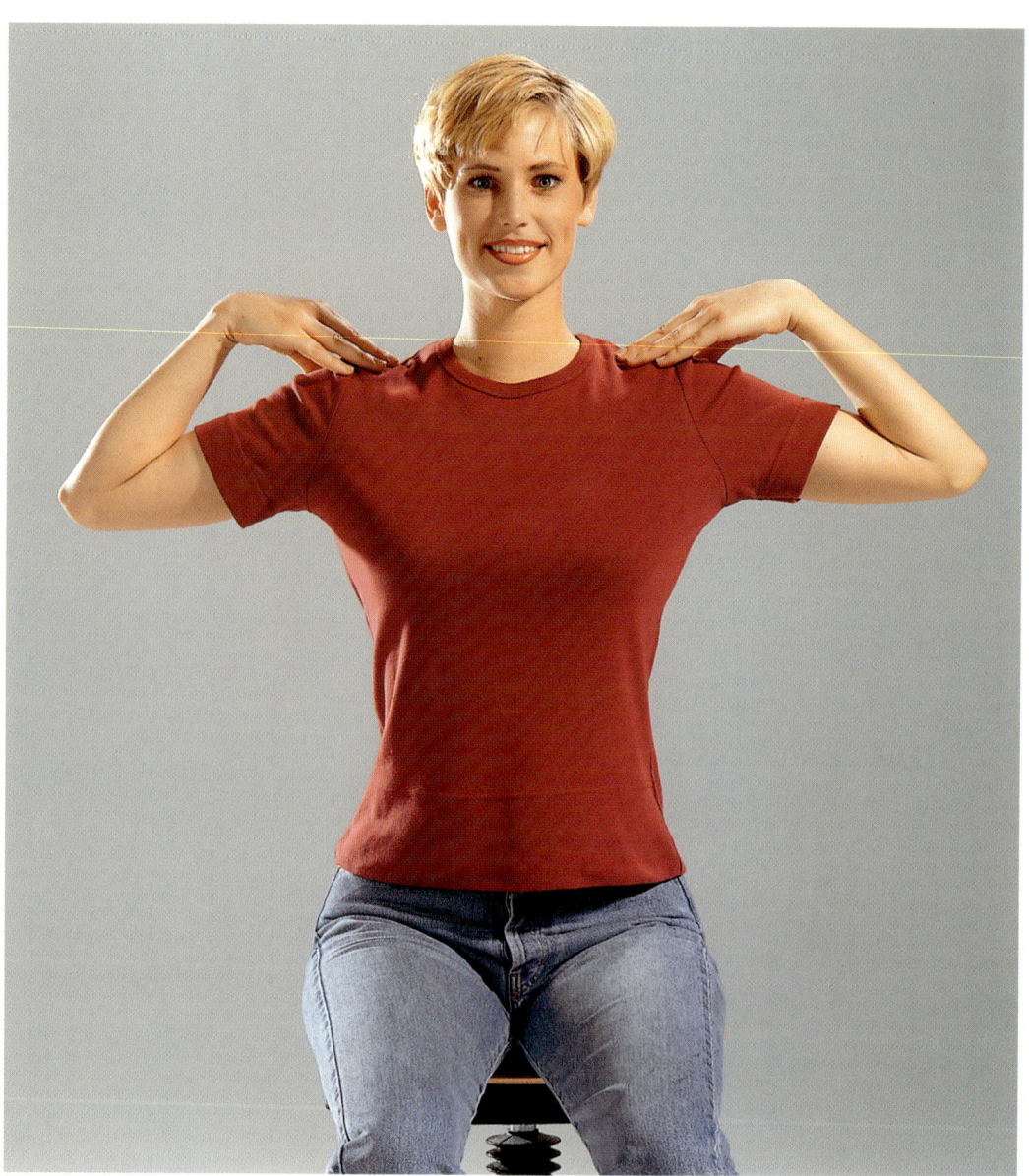

SÜ 6: Schulterkreisen

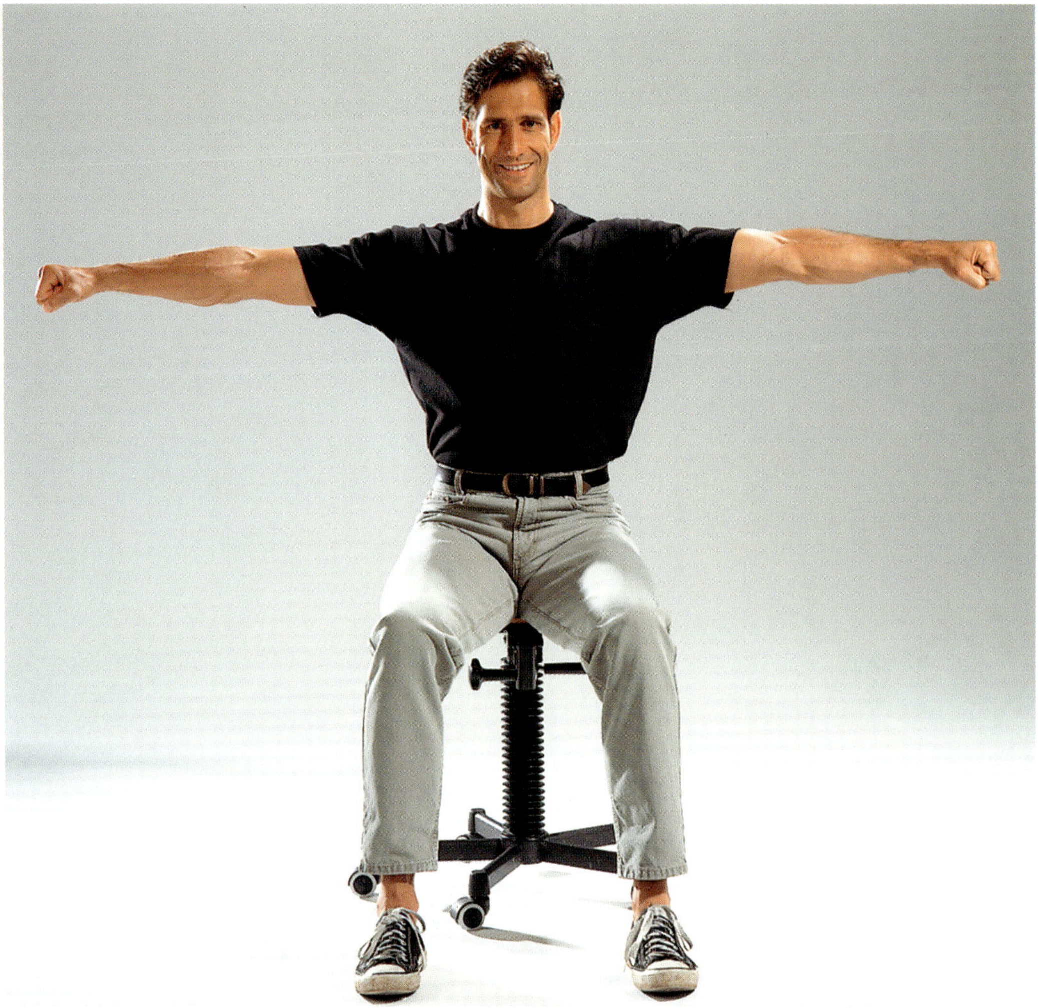

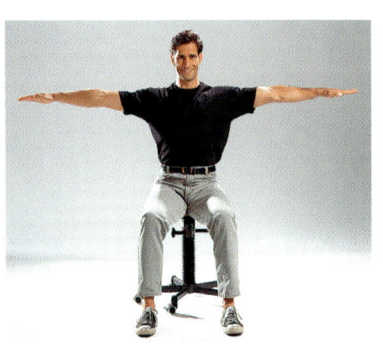

■ Schulterübung 7

■ Führen Sie mit den Händen in Schulterhöhe vor und seitlich vom Körper Greifübungen durch. Die Arme sollen dabei gestreckt sein.

SÜ 7: Greifen mit gestreckten Armen

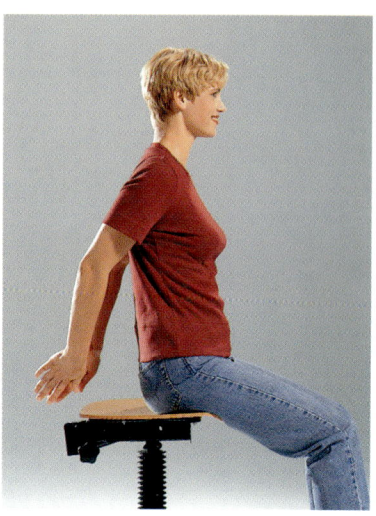

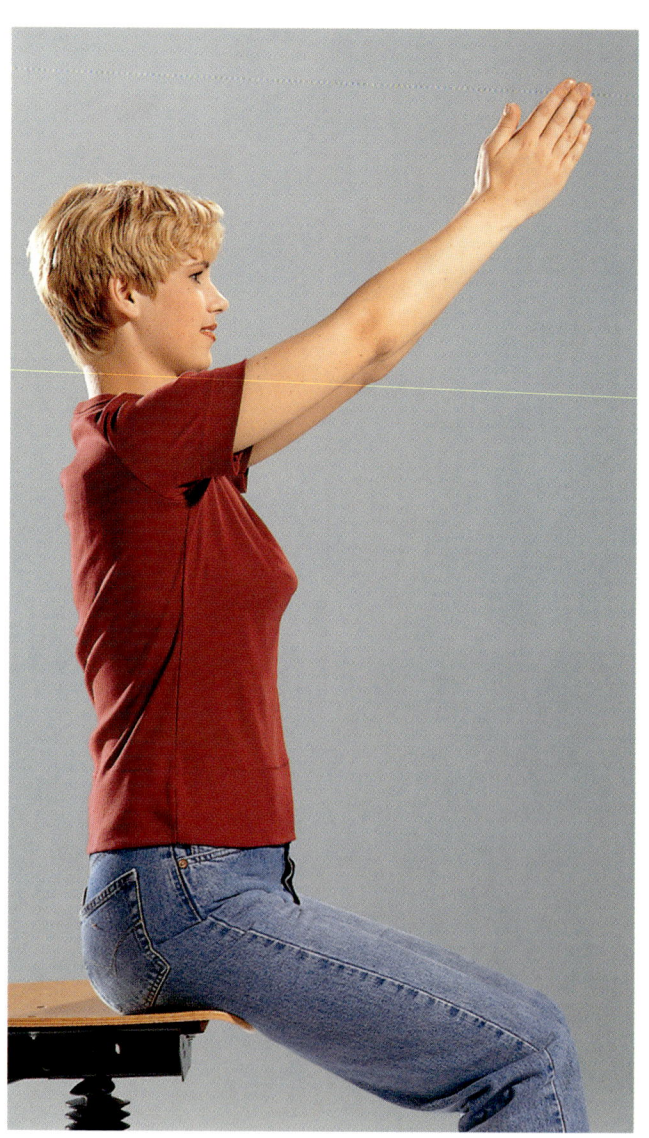

SÜ 8: Händeklatschen

■ Schulterübung 8

■ Klatschen Sie vorne oben und hinter dem Rücken in die Hände, den Rücken dabei möglichst gerade halten.

■ Dann je zweimal schnell aufeinanderfolgend vorne oben und hinter dem Rücken klatschen.

■ Schulterübung 9

■ Kreisen Sie mit den Armen hintereinander vorwärts und rückwärts.

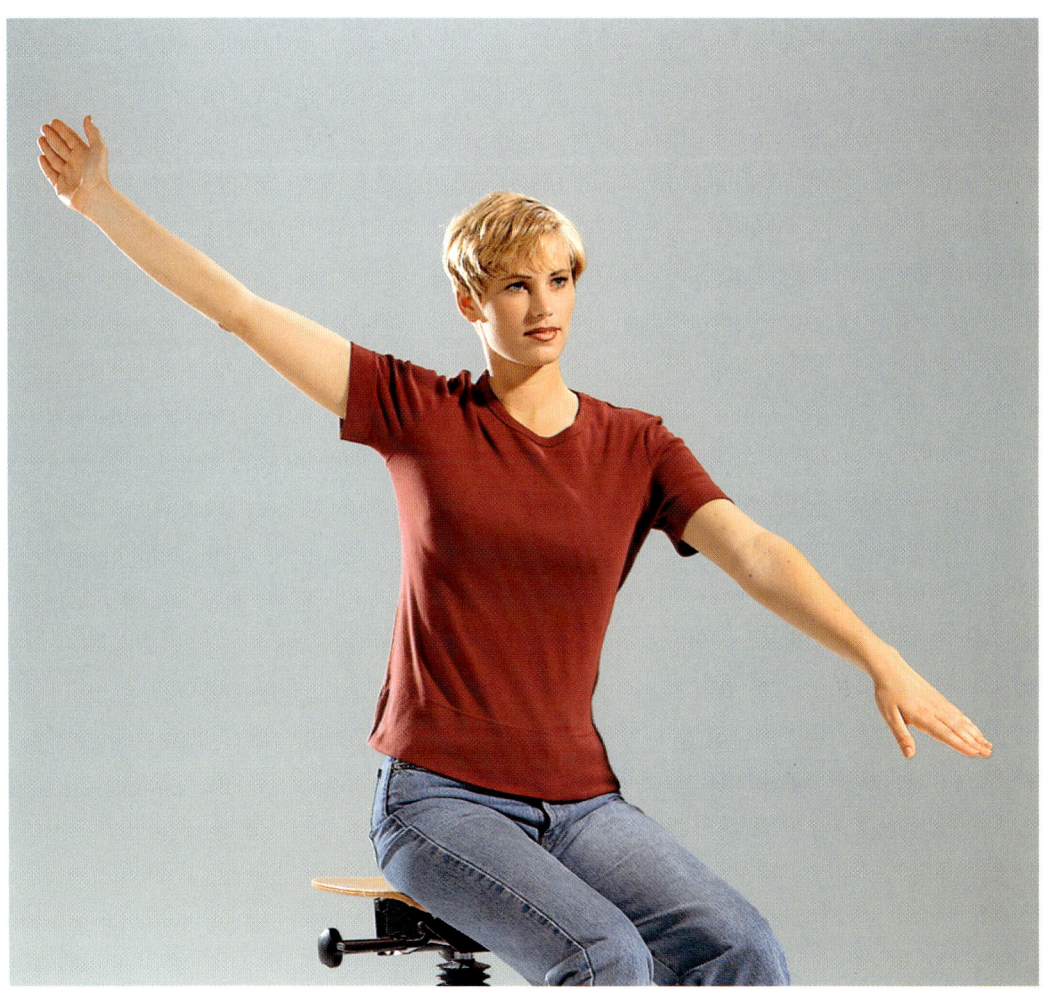

SÜ 9: Armkreisen hintereinander

■ Schulterübung 10

■ Mit den Armen gegenläufig kreisen (rechter Arm vorwärts, linker Arm rückwärts und umgekehrt).

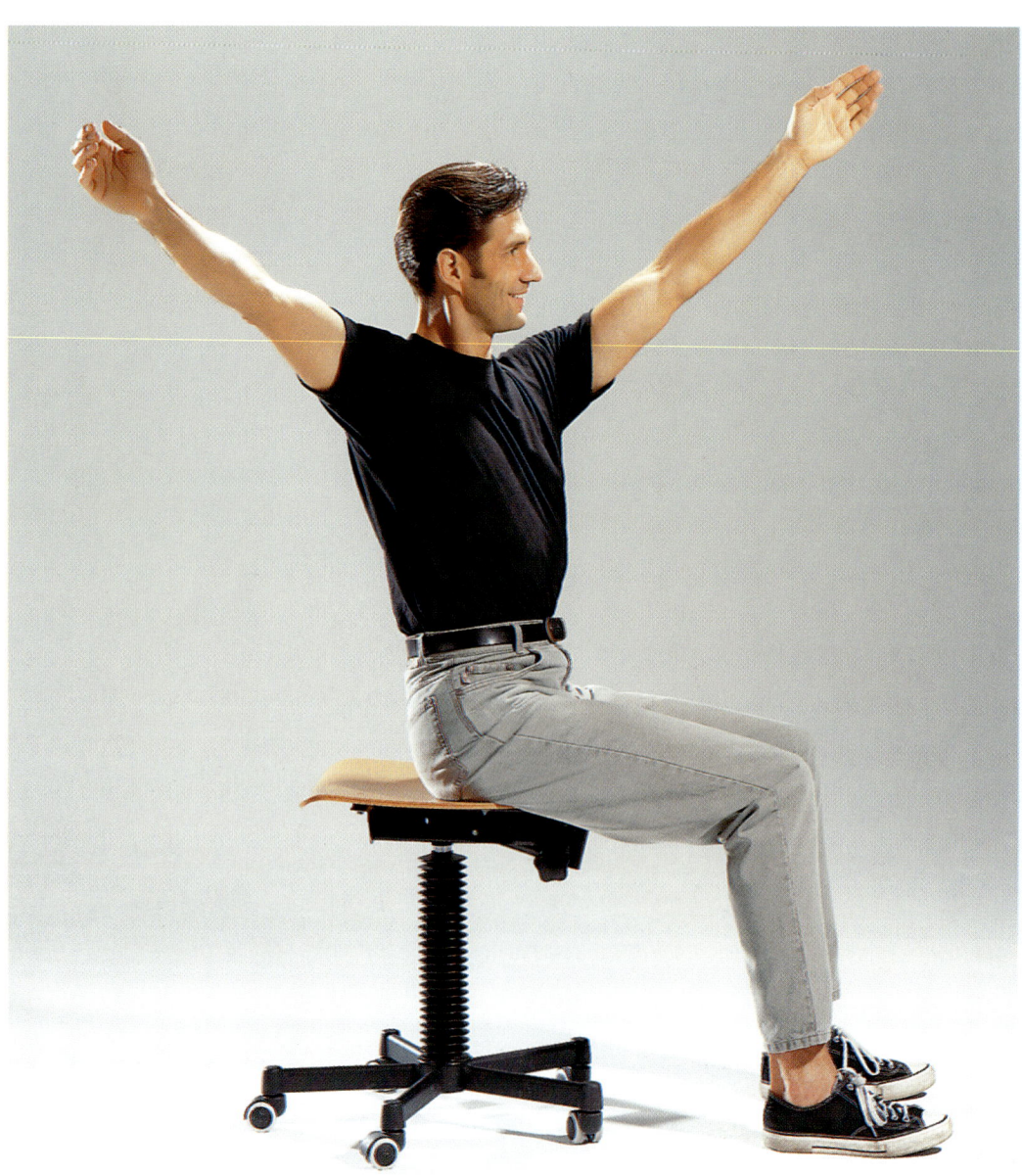

SÜ 10: gegenläufiges Armkreisen

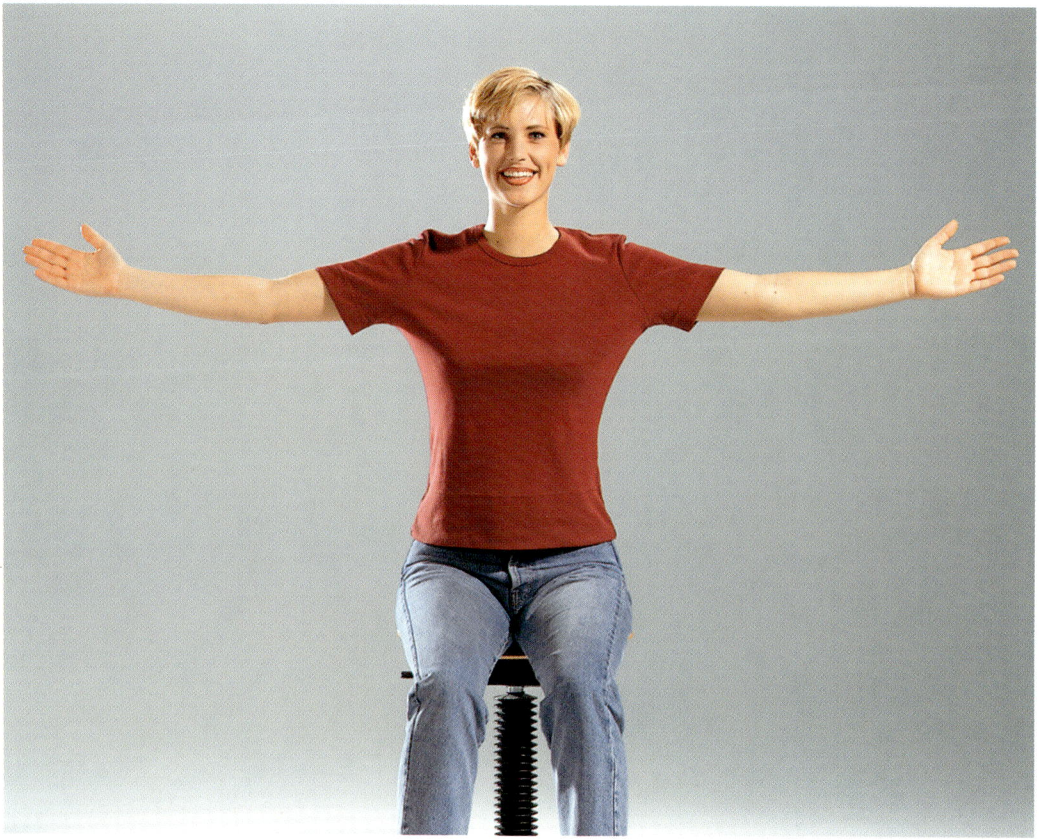

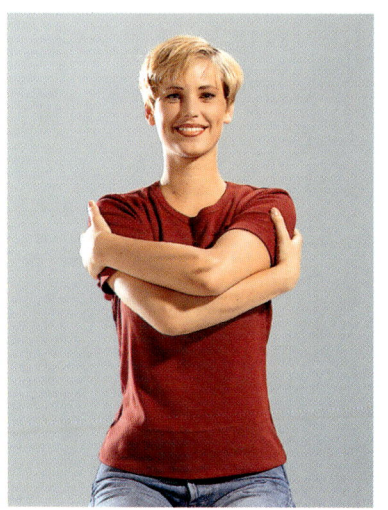

■ Schulterübung 11

■ Die Arme kreuzend um den Körper schwingen (als ob Ihnen kalt ist), dabei sollte mal der rechte und mal der linke Arm oben sein.

SÜ 11: gekreuztes Armschwingen

■ Schulterübung 12

■ Mit den Händen vor dem Körper „Klavier spielen", von links nach rechts und von rechts nach links.

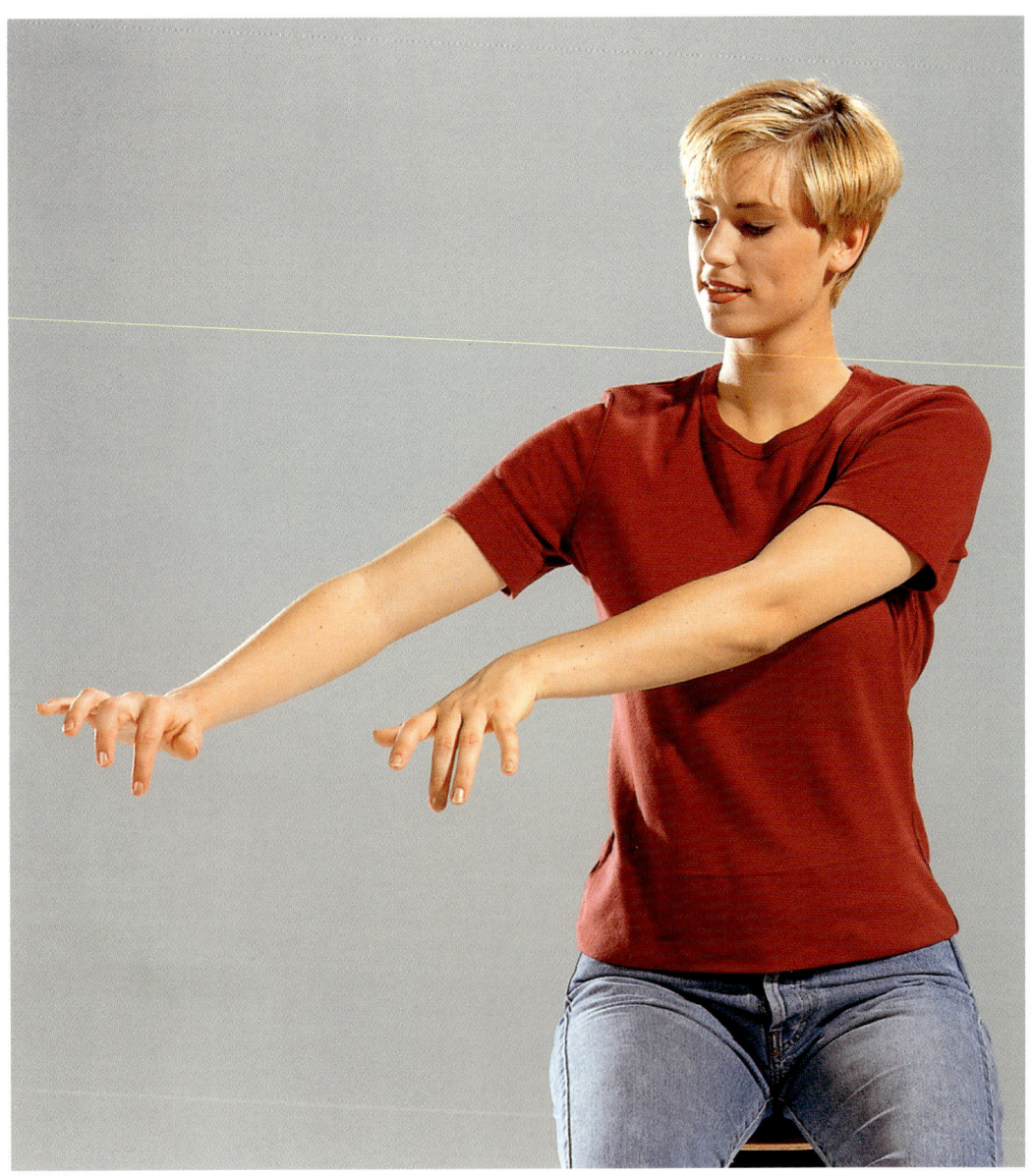

SÜ 12: Klavier spielen

■ Schulterübung 13

■ Falten Sie die Hände weit vor der Brust, und beschreiben Sie mit den Handgelenken Achterschwünge vor dem Körper.

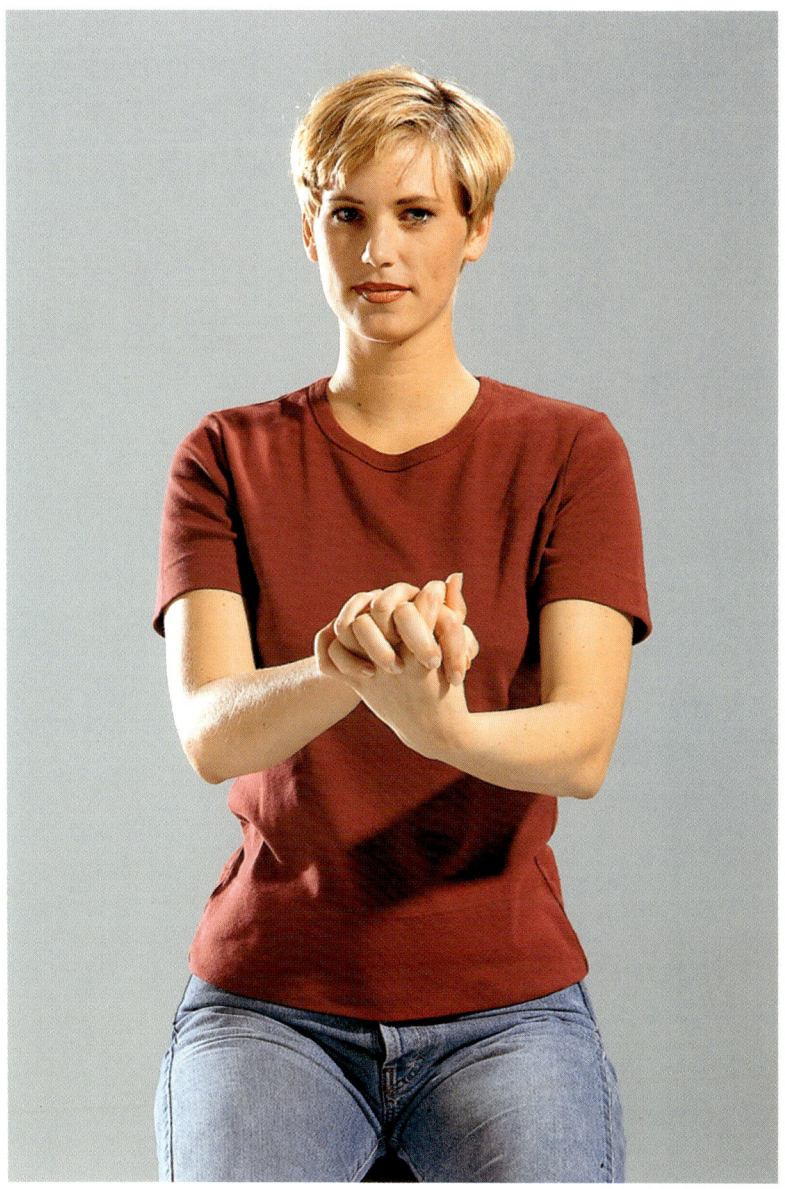

SÜ 13: Achterschwung

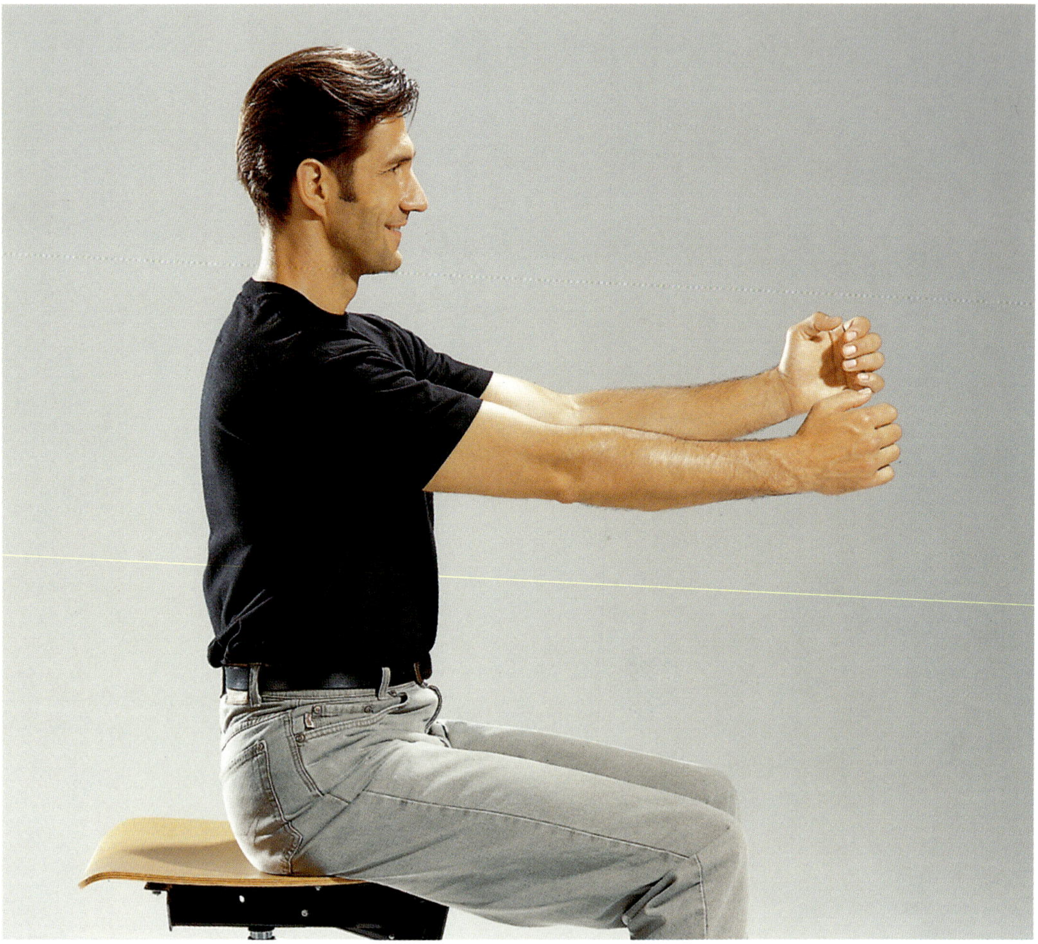

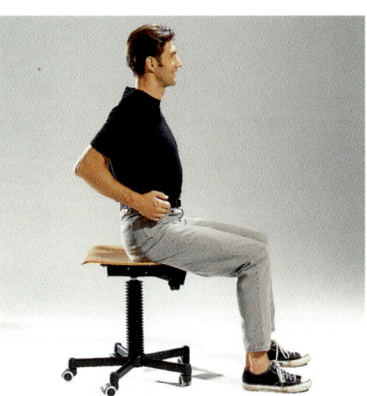

■ Schulterübung 14

■ Schwingen Sie die Arme mit angewinkelten Ellenbogen gleichzeitig vor und zurück.

SÜ 14: angewinkeltes Armschwingen

■ Schulterübung 15

■ Schwingen Sie die Arme mit angewinkelten Ellenbogen gegengleich („sägen") und dann kraftvoller („boxen") erst nach vorne, anschließend auch zur Seite.

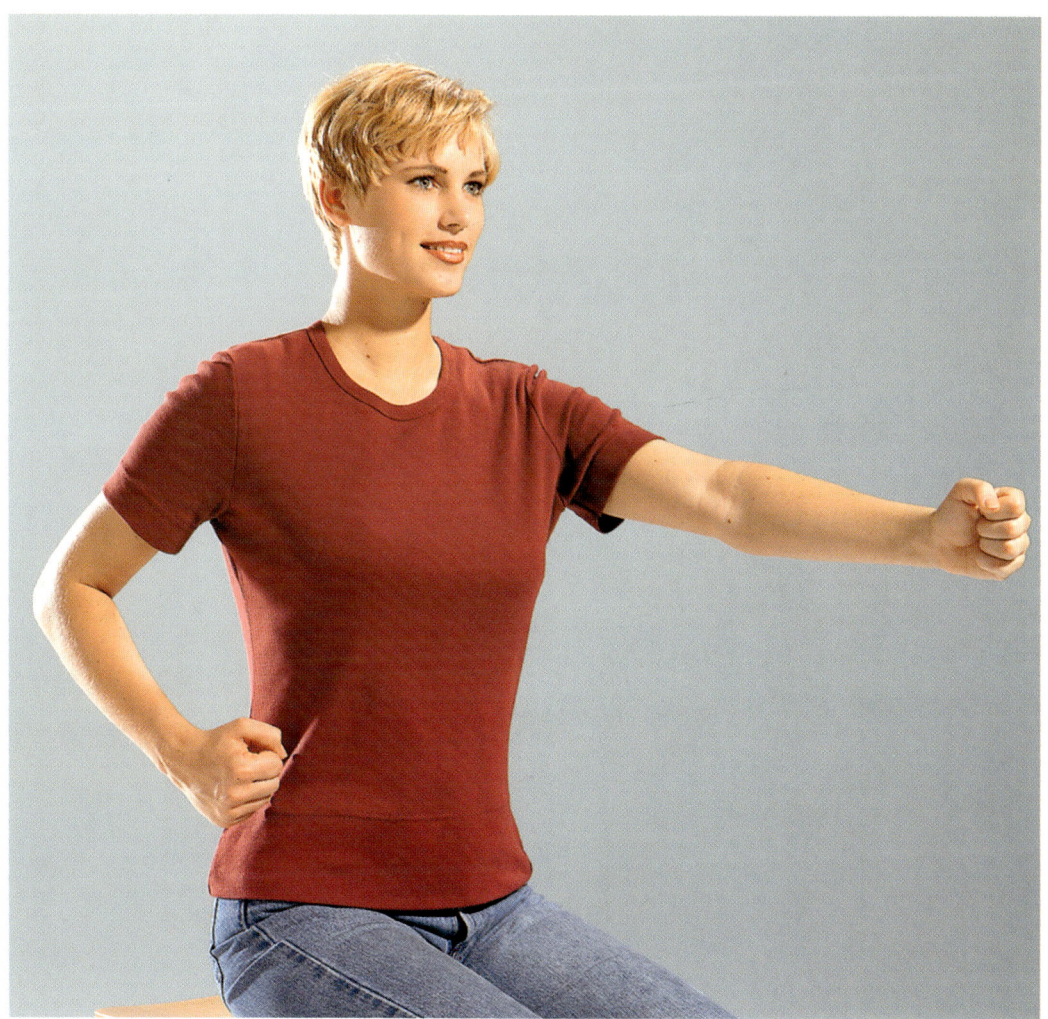

SÜ 15: Holz sägen

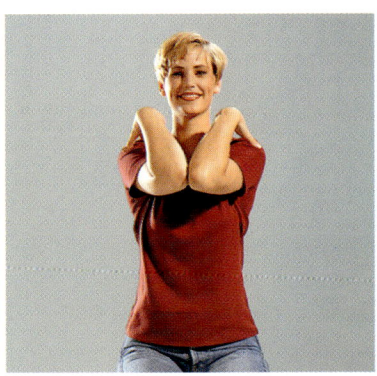

■ Schulterübung 16

■ Legen Sie die Hände auf die jeweilige Schulter. Die Ellenbogen sind in Schulterhöhe seitlich vom Körper.

■ Führen Sie die Ellenbogen in gleichbleibender Höhe vor dem Körper zusammen.

■ Diese Stellung kurz halten und die Ellenbogen zur Ausgangsstellung zurückführen.

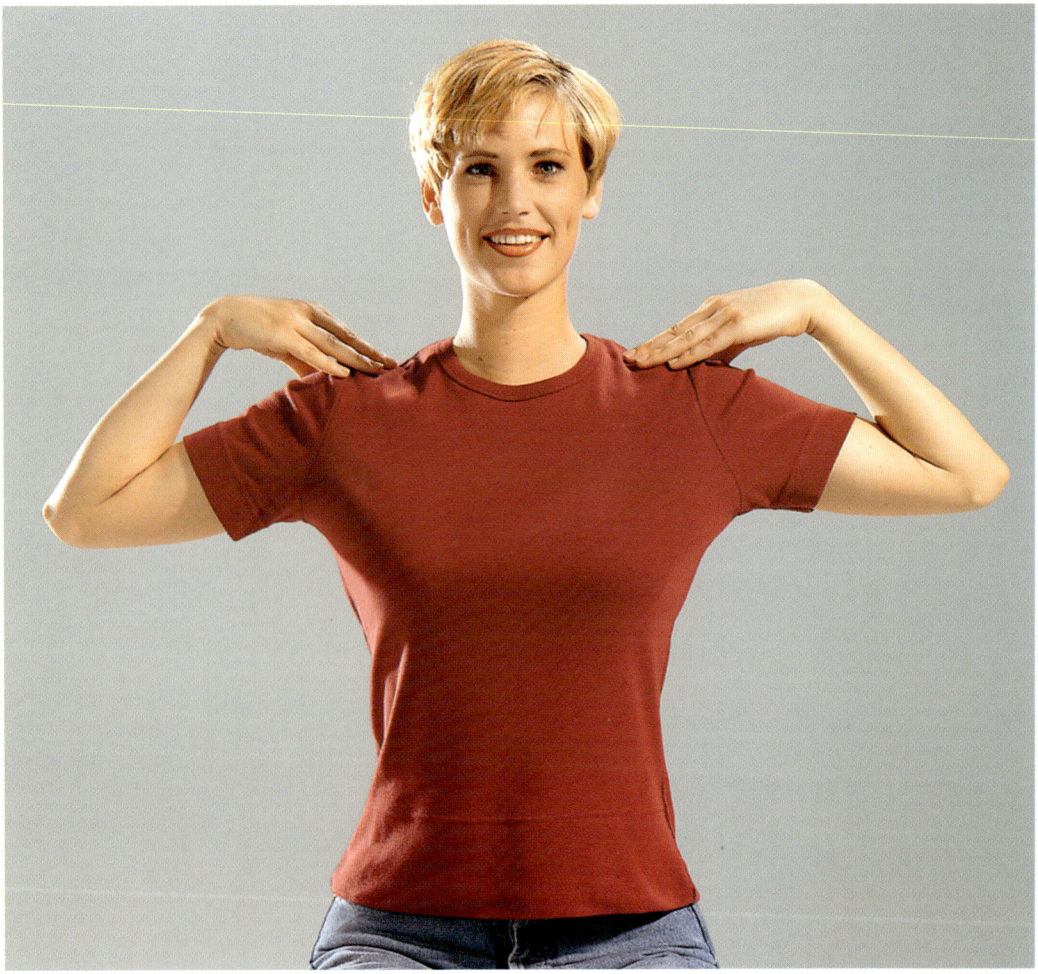

SÜ 16: Ellenbogen zusammenführen

■ Schulterübung 17

■ Stellen Sie sich vor, Sie sind eine Marionette und Ihre Arme werden an den Ellenbogen hochgezogen, dabei bilden die Arme einen rechten Winkel, und die Fingerspitzen zeigen nach unten.

■ Diese Stellung kurz halten und die Arme wieder senken.

■ Achten Sie darauf, daß Sie die Schultern nicht mit hochziehen.

Steigerung

Bei den folgenden Übungen dürfen die Schultern nicht mit hochgezogen werden. (Schultergürtel bleibt horizontal!)

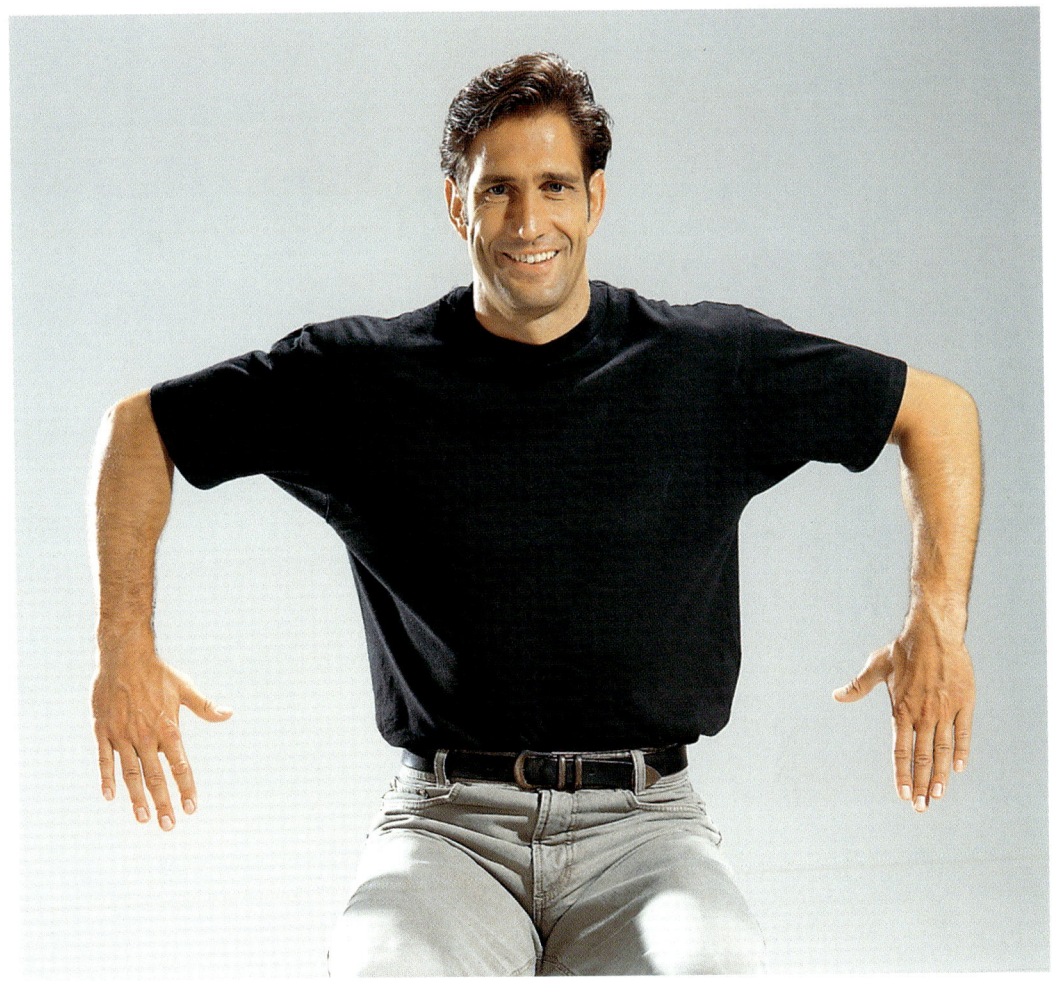

SÜ 17: Marionette

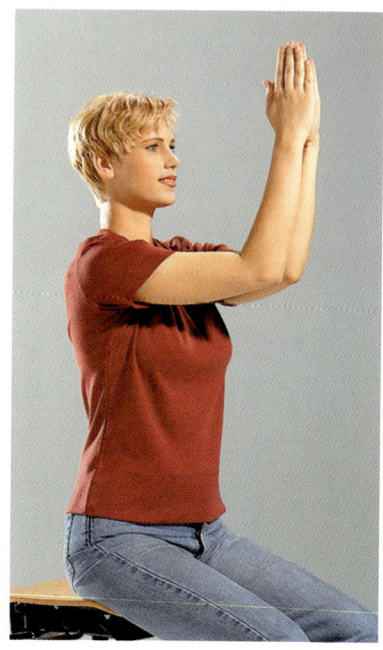

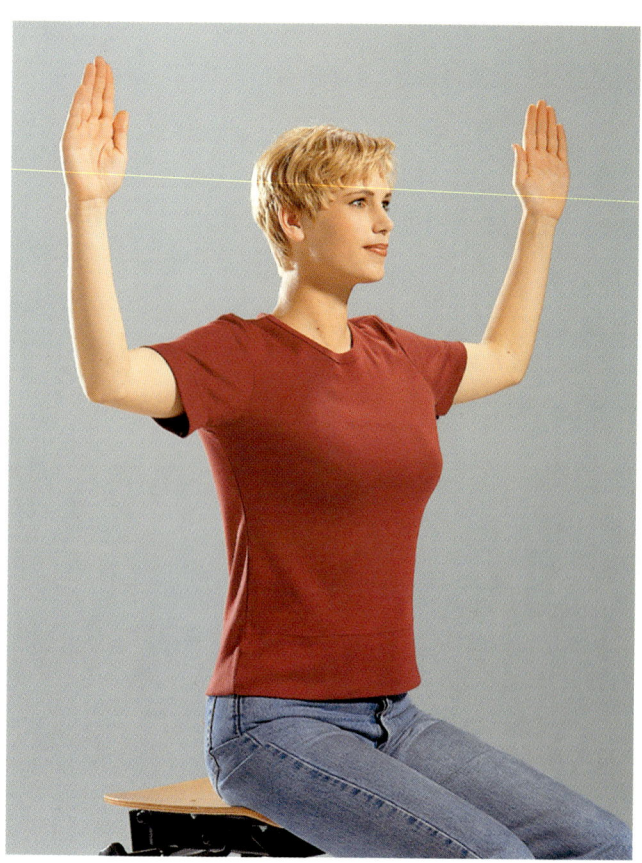

SÜ 18: Unterarme zusammenführen

■ **Schulterübung 18**

■ Nehmen Sie die Arme hoch, als ob Sie sich ergeben wollen.

■ Führen Sie nun die Unterarme vor dem Körper zusammen und wieder auseinander.

■ Achten Sie darauf, daß Sie die Schultern nicht mit anheben und die Ellenbogen nicht näher an den Körper heranziehen.

■ Schulterübung 19

■ Halten Sie die Arme seitlich wie eine „Drehkurbel" rechtwinklig gebeugt, und bewegen Sie die Arme gegengleich.

■ Die Schultern dürfen nicht mit hochgezogen werden.

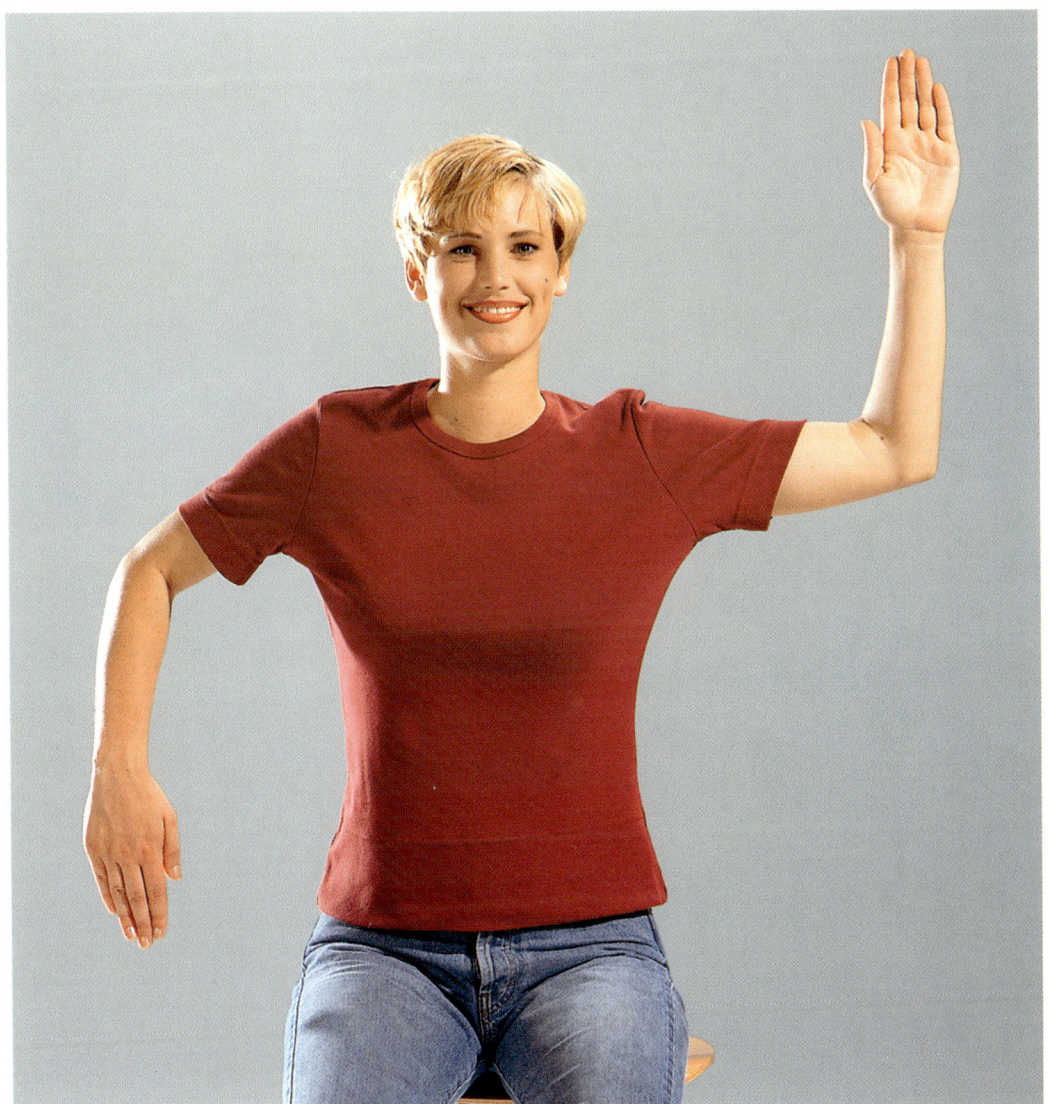

SÜ 19: Drehkurbel

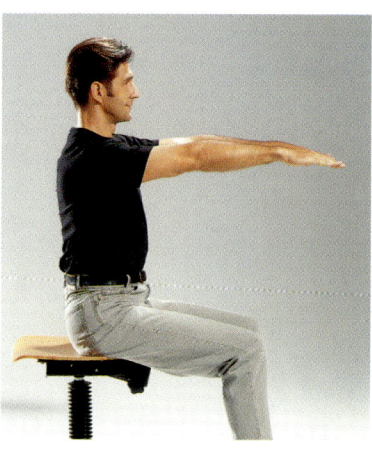

■ Schulterübung 20

■ Führen Sie die gestreckten Arme seitlich eng am Körper nach vorne, die Handflächen zeigen dabei nach vorne.

■ Im vordersten erreichten Punkt die Arme drehen, so daß die Handflächen nach hinten zeigen.

■ Jetzt die Arme langsam nach hinten führen und dort am hintersten Punkt die Arme wieder drehen.

■ Der Schultergürtel bleibt horizontal.

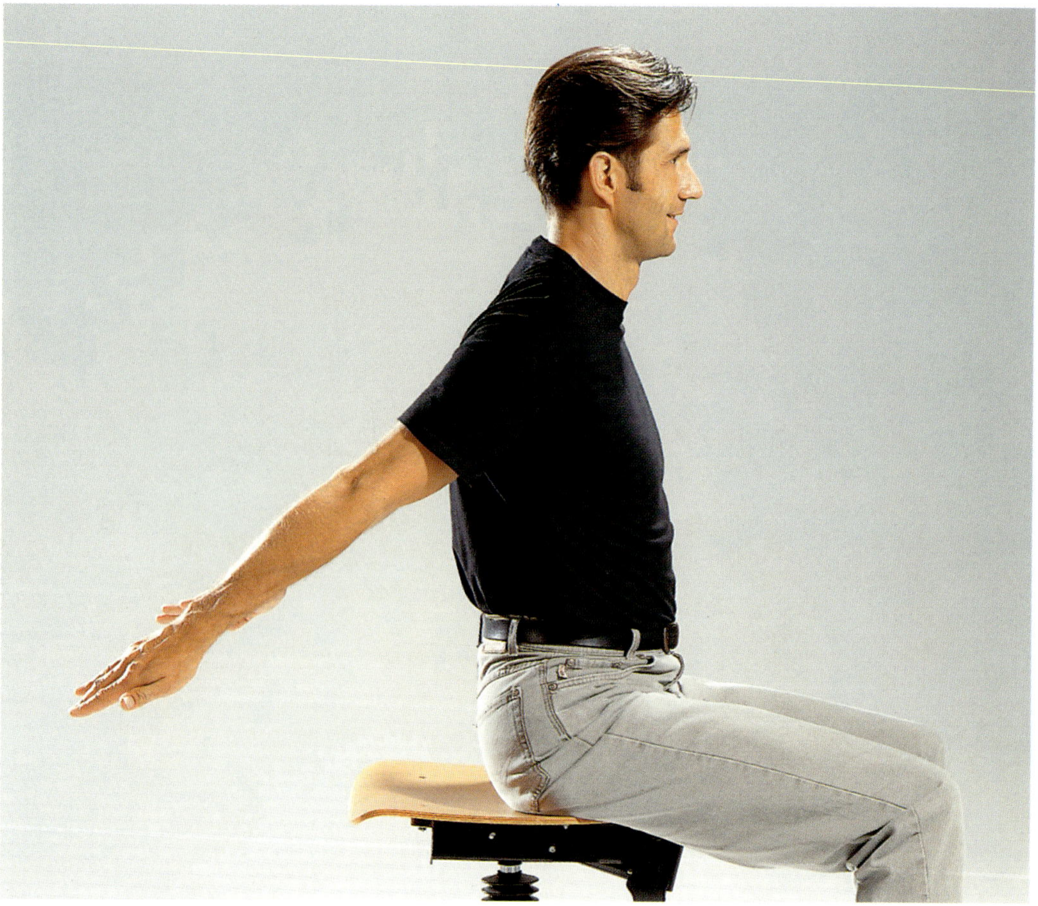

SÜ 20: Parallelführung

■ Schulterübung 21

■ Die Arme in Schulterhöhe zur Seite strecken, die Handrücken hochziehen und mit den Armen kleine Kreise beschreiben.

■ Die Schultern nicht mit hochziehen.

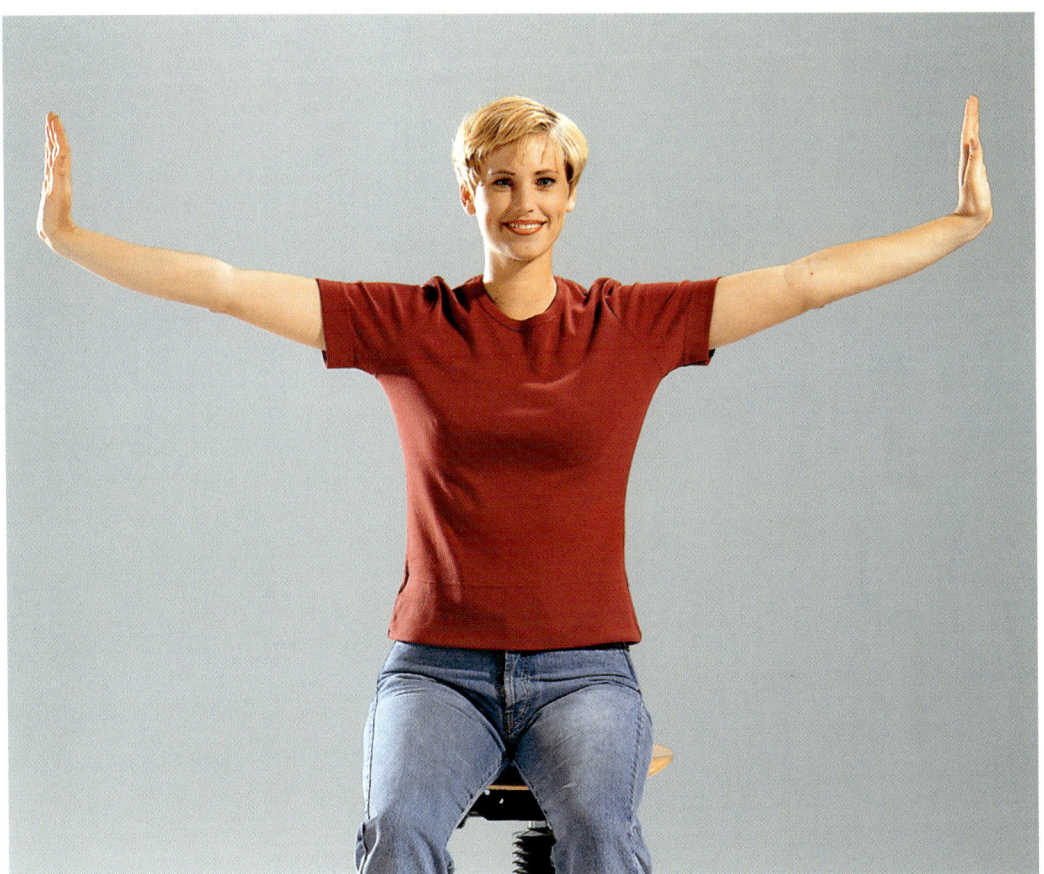

SÜ 21: seitliches Armkreisen

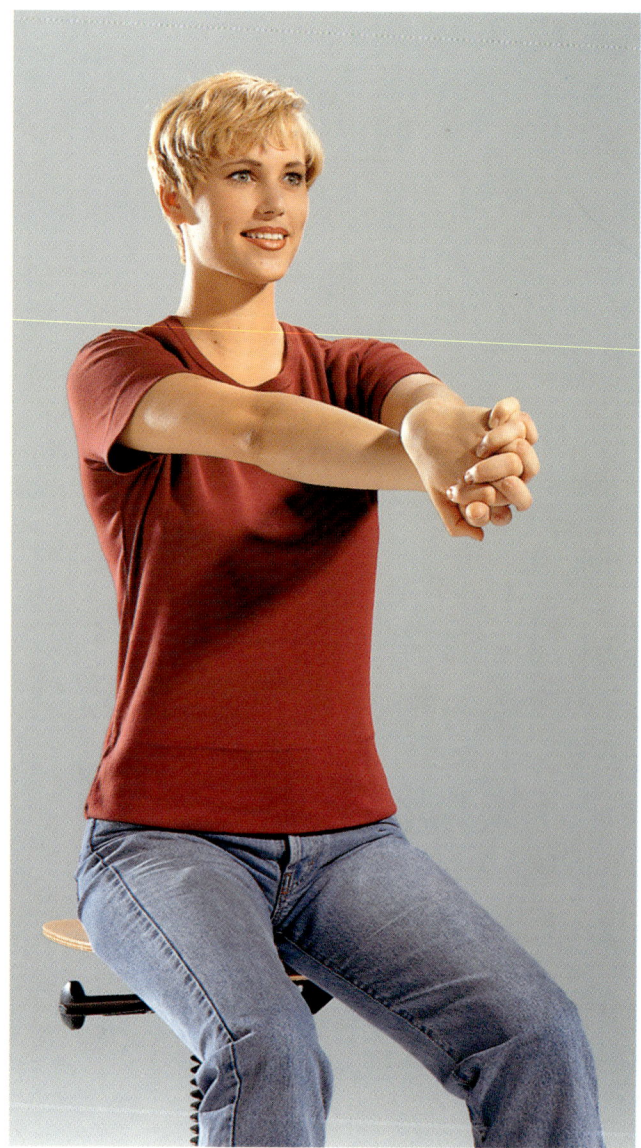

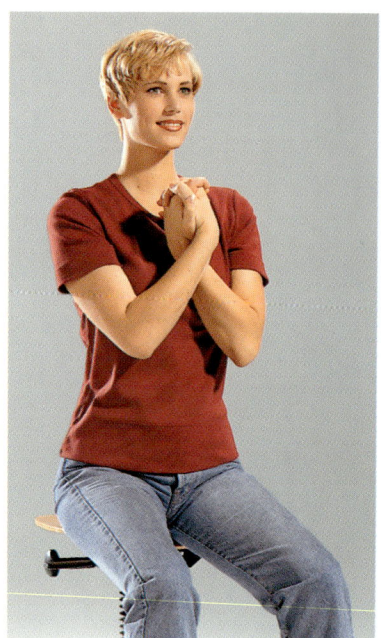

SÜ 22: Arme verknoten

■ Schulterübung 22

■ Strecken Sie die Arme nach vorne, Daumen zeigen nach unten.

■ Die Arme überkreuzen und die Hände falten.

■ Die Hände über unten geführt zum Kinn bringen, die Ellenbogen werden dabei angewinkelt und dicht an den Körper geführt.

■ Die Arme wieder ausdrehen und strecken. Der Schultergürtel bleibt horizontal.

■ Schulterübung 23

■ Strecken Sie die Arme in Schulterhöhe zur Seite.

■ Die Arme werden einwärtsgedreht, wobei die Daumen nach unten zeigen.

■ Dann die Arme auswärtsdrehen, die Handflächen zeigen dabei nach oben.

■ Die Schultern auf keinen Fall mit hochziehen.

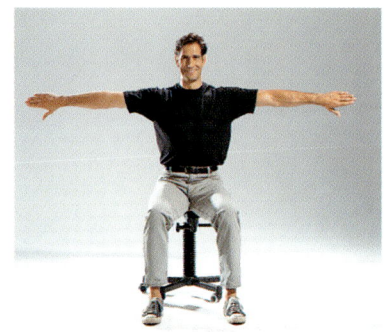

SÜ 23: Arme parallel drehen

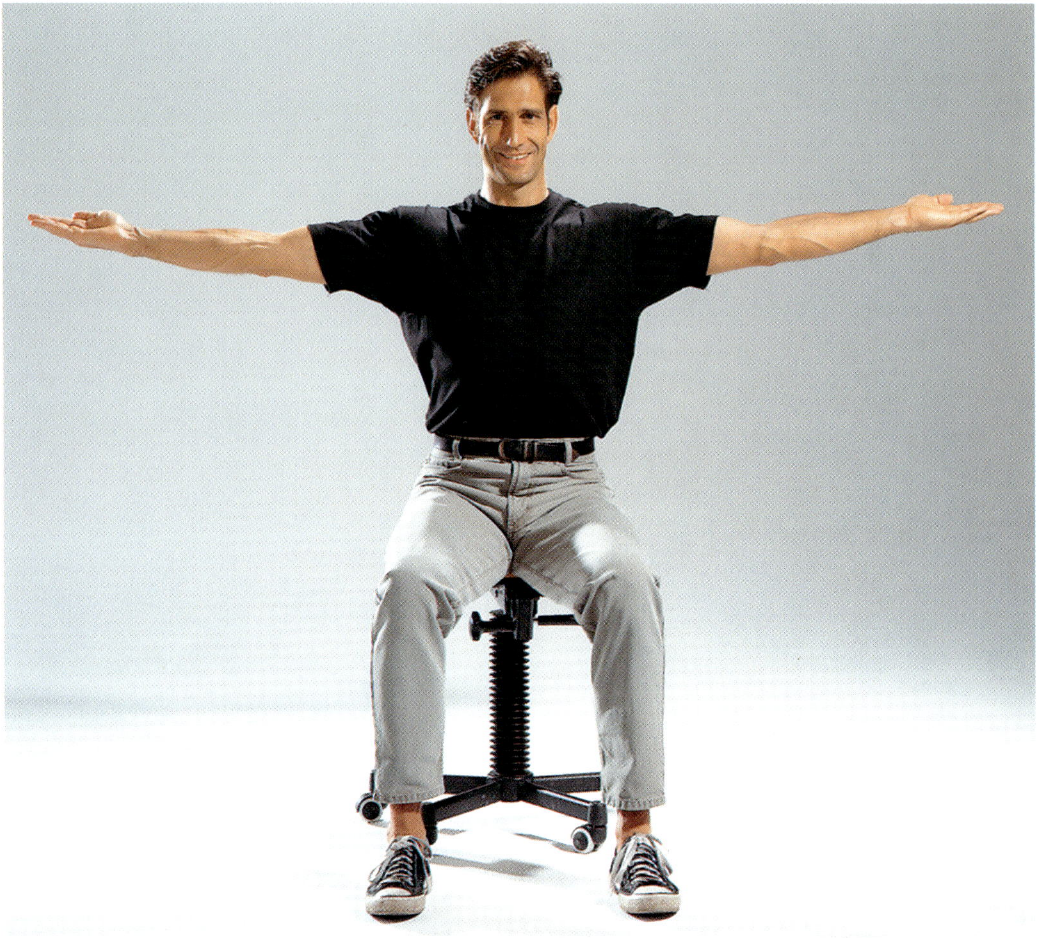

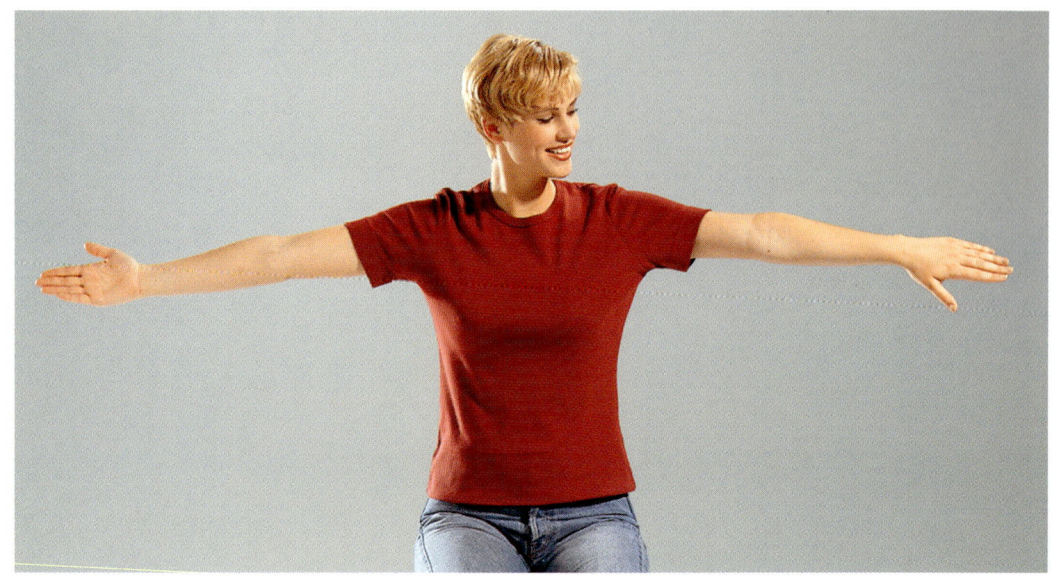

■ Schulterübung 24

■ Führen Sie die Armbewegungen gegenläufig durch, und blicken Sie dabei, im Wechselrhythmus mit den Armen, mit dem Kopf auf die Hand des einwärtsgedrehten Armes.

■ Die Schultern dürfen bei dieser Übung **nicht** mit hochgezogen werden (langsame Durchführung).

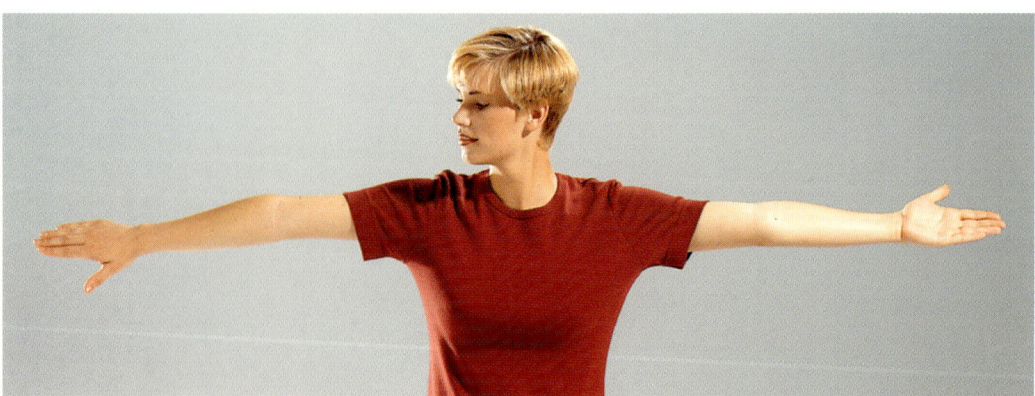

SÜ 24: Arme gegengleich drehen

■ Schulterübung 25

■ Schließen Sie die Hände zu zwei Fäusten, und legen Sie sie überkreuzt auf die Oberschenkel.

■ Von dort die Arme diagonal nach oben strecken, die Handflächen zeigen jetzt mit gespreizten Fingern nach vorne.

■ Diese Position kurz halten und die Arme überkreuzt, die Hände wieder zu Fäusten geschlossen, auf die Oberschenkel zurücksenken.

■ Der Oberkörper darf dabei nicht nach hinten verlagert werden. Ziehen Sie die Schultern nicht mit hoch, und führen Sie die Übung langsam durch.

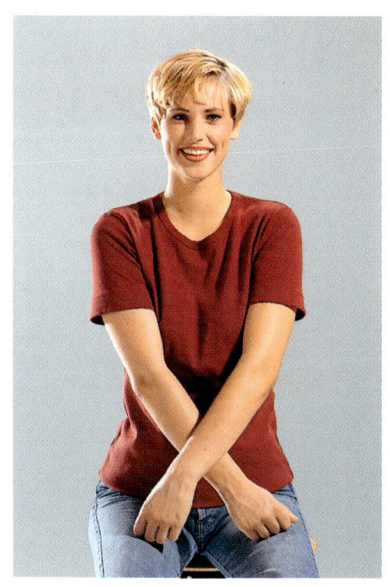

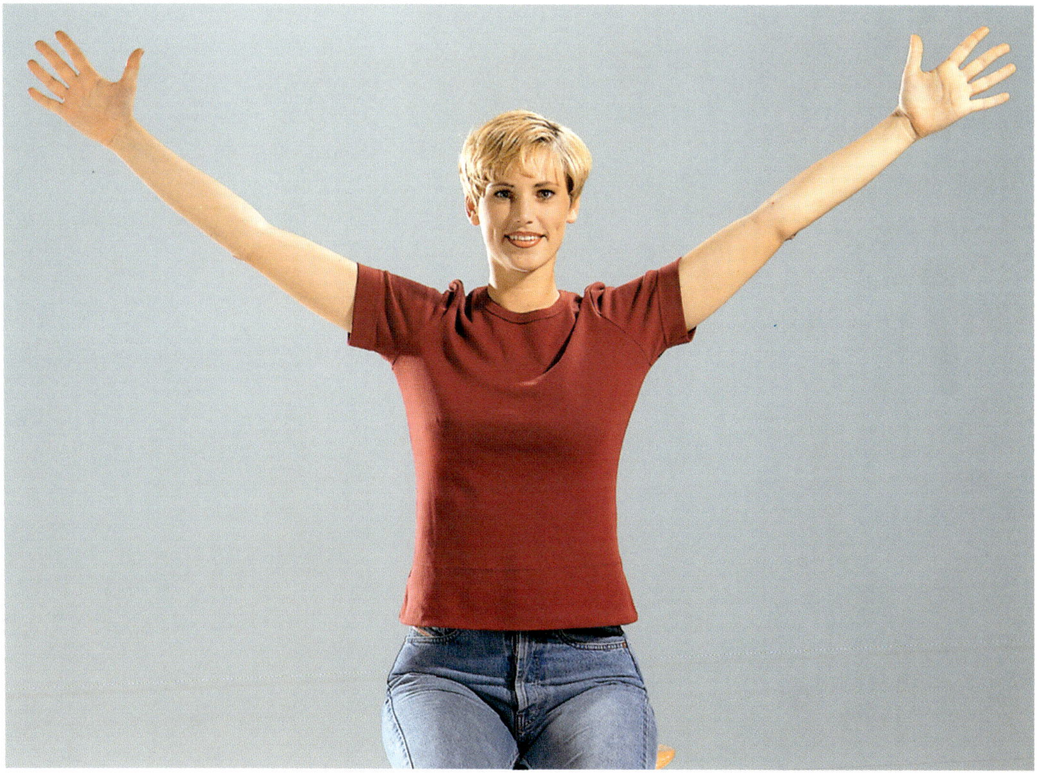

SÜ 25: gekreuzte Arme ausbreiten

MOBILISATIONSÜBUNGEN

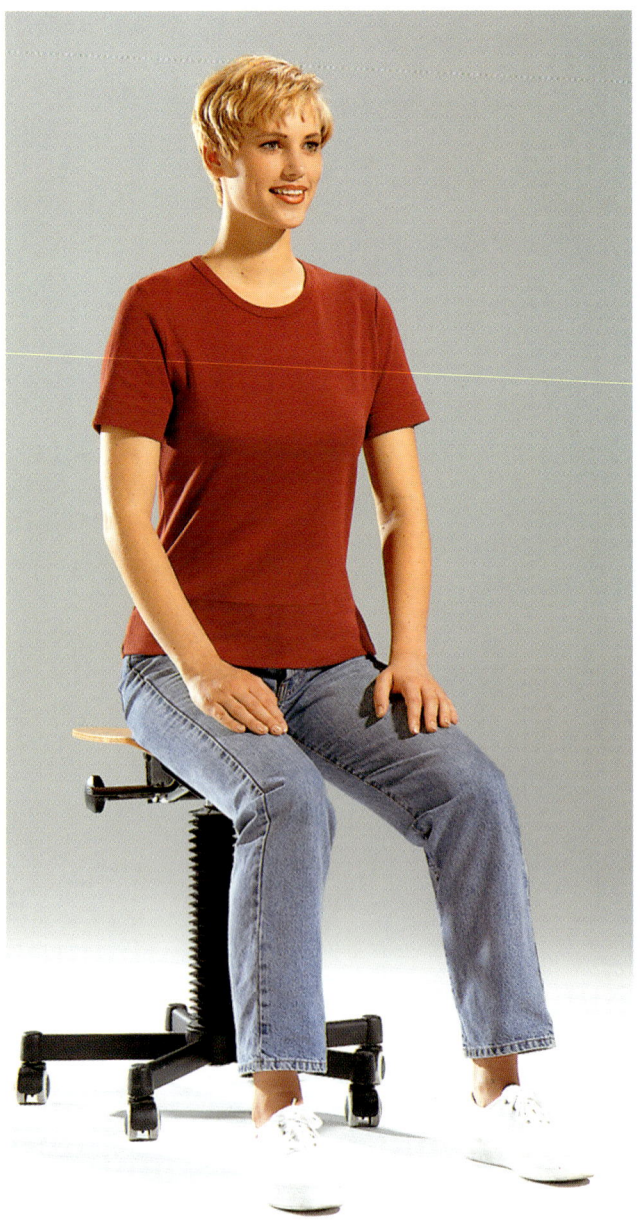

Ausgangsstellung

ühren Sie die folgenden Übungen ganz langsam durch (Zeitlupentempo), und wiederholen Sie jede 3- bis 5mal. Der Schultergürtel soll dabei immer horizontal bleiben; zwischen den Übungen können Sie die Schultern lockern. Achten Sie auf eine ruhige und gleichmäßige Atmung.

■ **Ausgangsstellung:**

■ Gerader Sitz auf der Hockerkante, aufrechte Körperhaltung, die Füße werden auseinandergestellt, die Oberschenkel bilden von der Hüfte bis zu den Knien eine leicht abfallende Linie.

■ Mobilisationsübung 1

■ Senken Sie das Kinn **langsam** zur Brust, drücken Sie dabei nicht nach, sondern lassen Sie nur das Gewicht des Kopfes wirken.

■ Ist Ihr individuell tiefster Punkt erreicht, heben Sie den Kopf langsam zur Ausgangshaltung zurück.

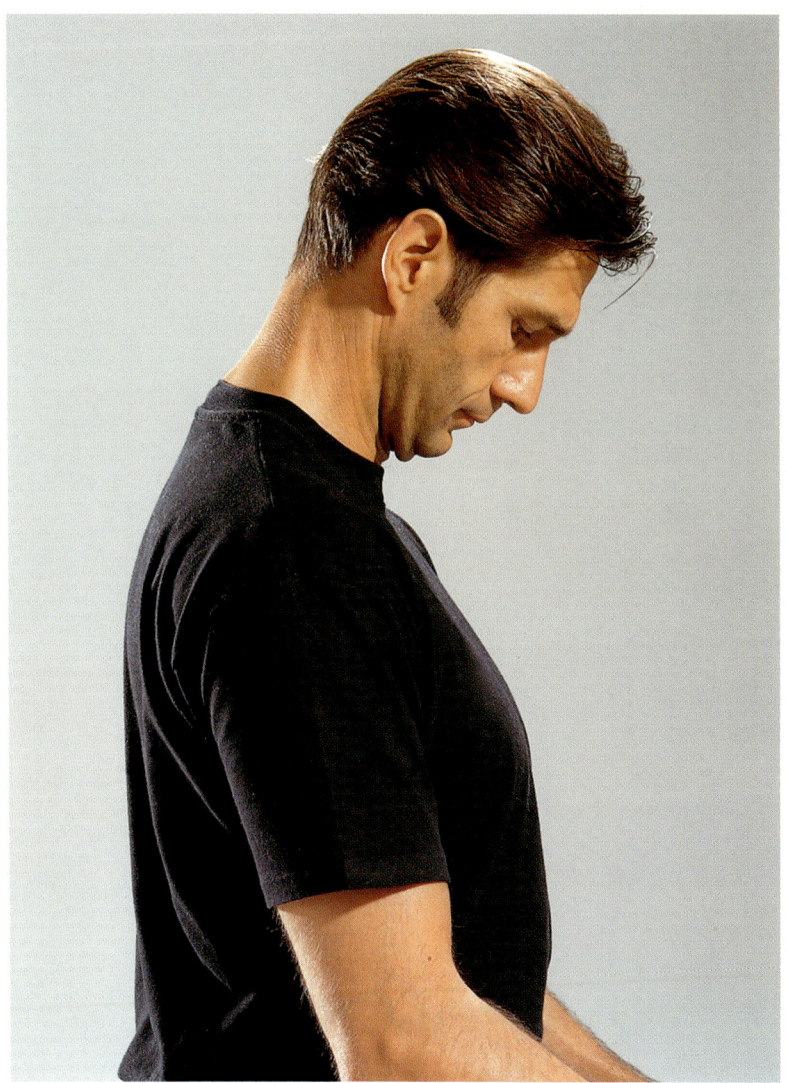

MÜ 1: Kopf vorwärts neigen

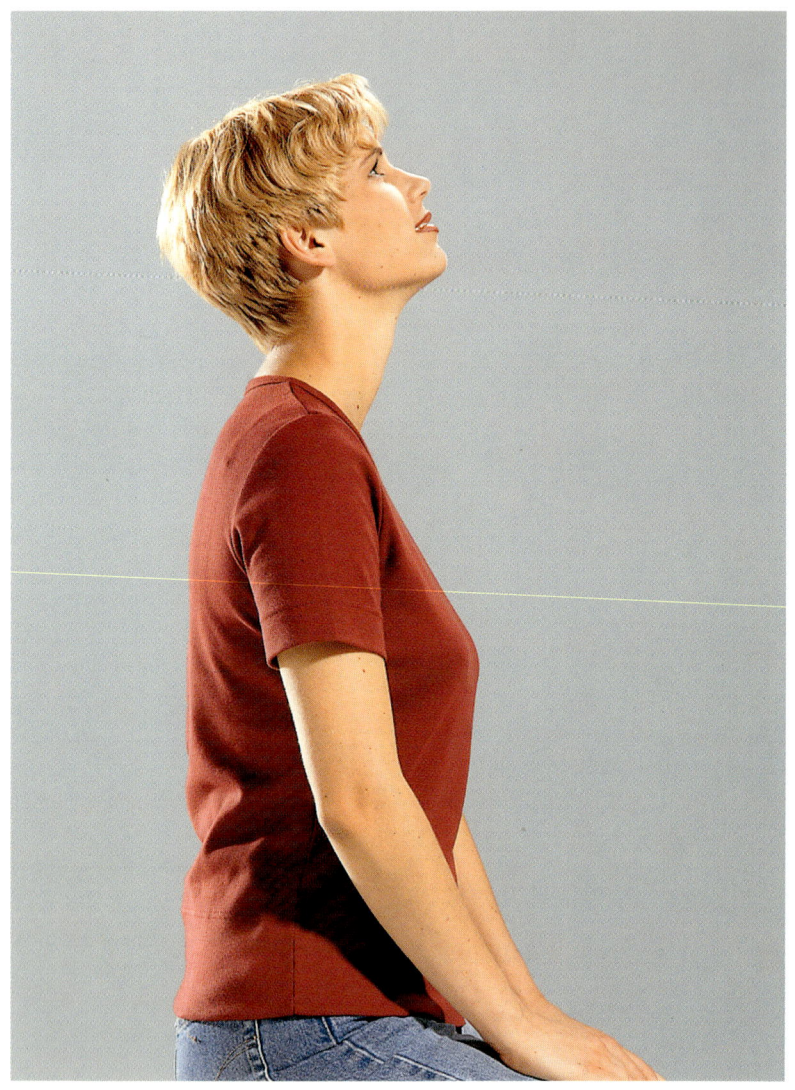

MÜ 2: Kopf rückwärts neigen

■ Mobilisationsübung 2

■ Neigen Sie den Kopf rückwärts. Beim Rückwärtsneigen darf der Kopf nicht zu weit in den Nacken geführt werden.

■ Der Blick und die Kopfhebebewegung gehen schräg aufwärts.

■ Mobilisationsübung 3

■ Neigen Sie den Kopf zur rechten Seite, rechtes Ohr zur rechten Schulter und umgekehrt zur linken Seite (Stellen Sie sich vor, Sie haben Wasser im Ohr).

■ Wieder nur das Gewicht des Kopfes wirken lassen, bis Sie eine Dehnung spüren.

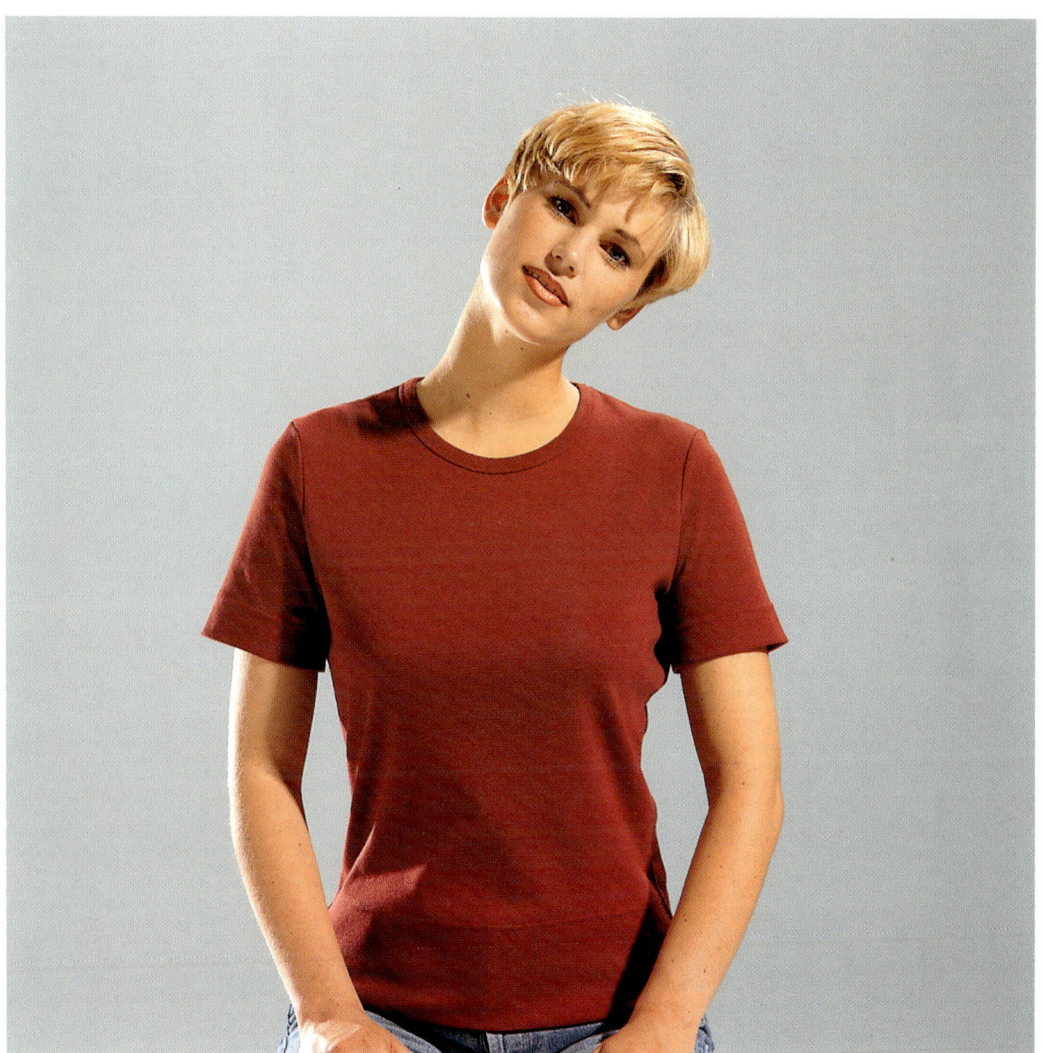

MÜ 3: Kopf seitwärts neigen

■ Mobilisationsübung 4

■ Lassen Sie die Arme seitlich hängen.

■ Winkeln Sie bei gestreckten Armen die Handgelenke an, wobei die Handflächen nach oben zeigen und die Fingerspitzen nach vorne.

■ Den Kopf abwechselnd zur rechten und zur linken Hand neigen. Der Blick geht in die jeweilige Handfläche mit.

■ Die Übung langsam durchführen und zwischendurch immer wieder in die Ausgangshaltung zurückkehren.

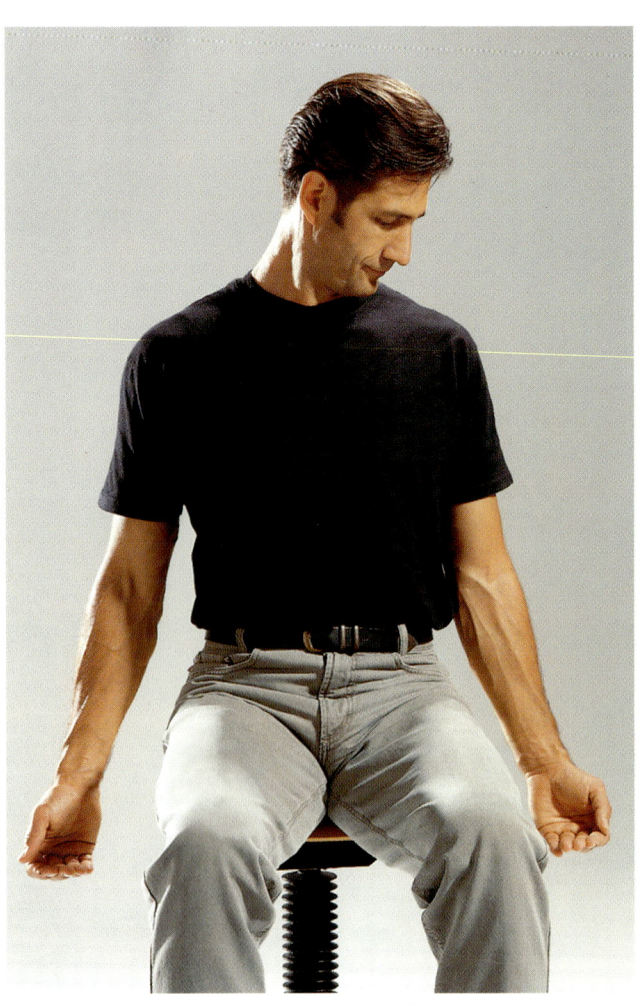

MÜ 4: Blick in die Hände

■ Mobilisationsübung 5

■ Drehen Sie den Kopf langsam zur rechten und zur linken Seite, bis Ihr Blick gerade über die Schulter verläuft (Profilstellung).

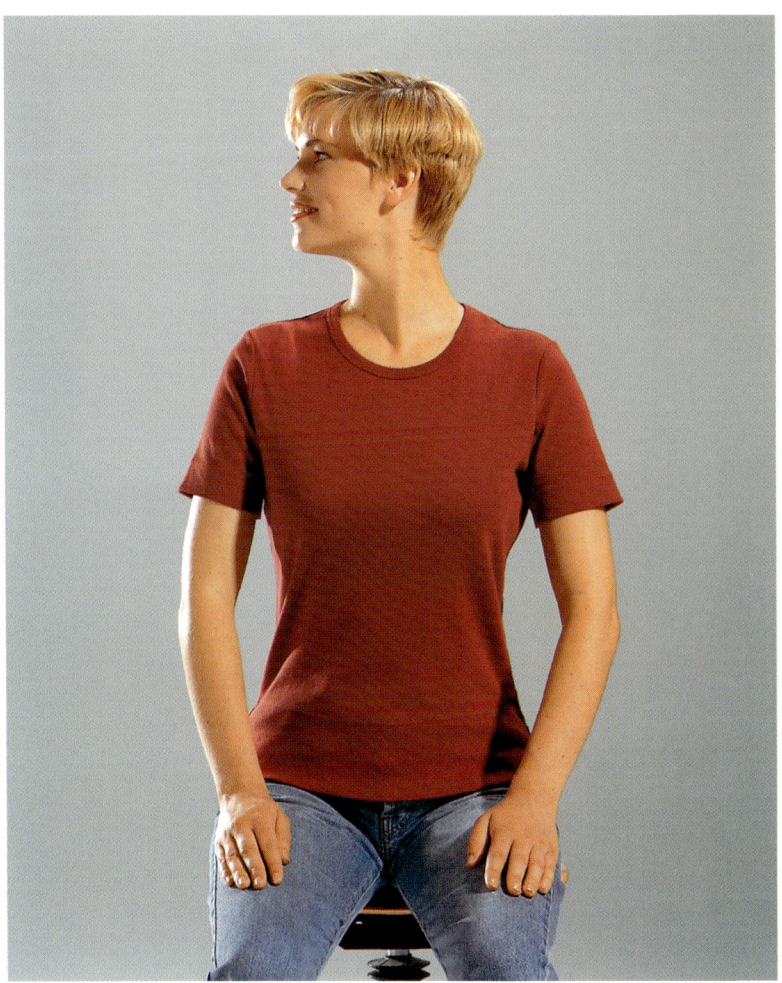

MÜ 5: Kopfdrehen

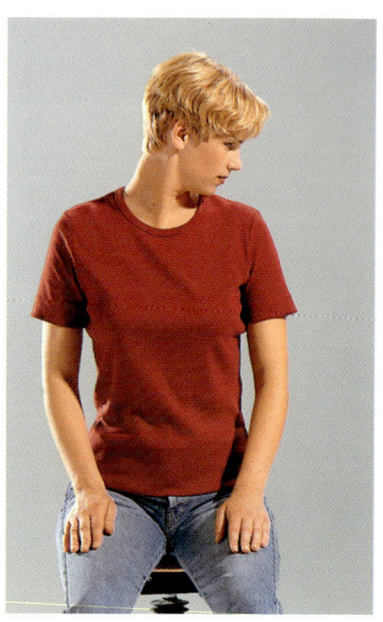

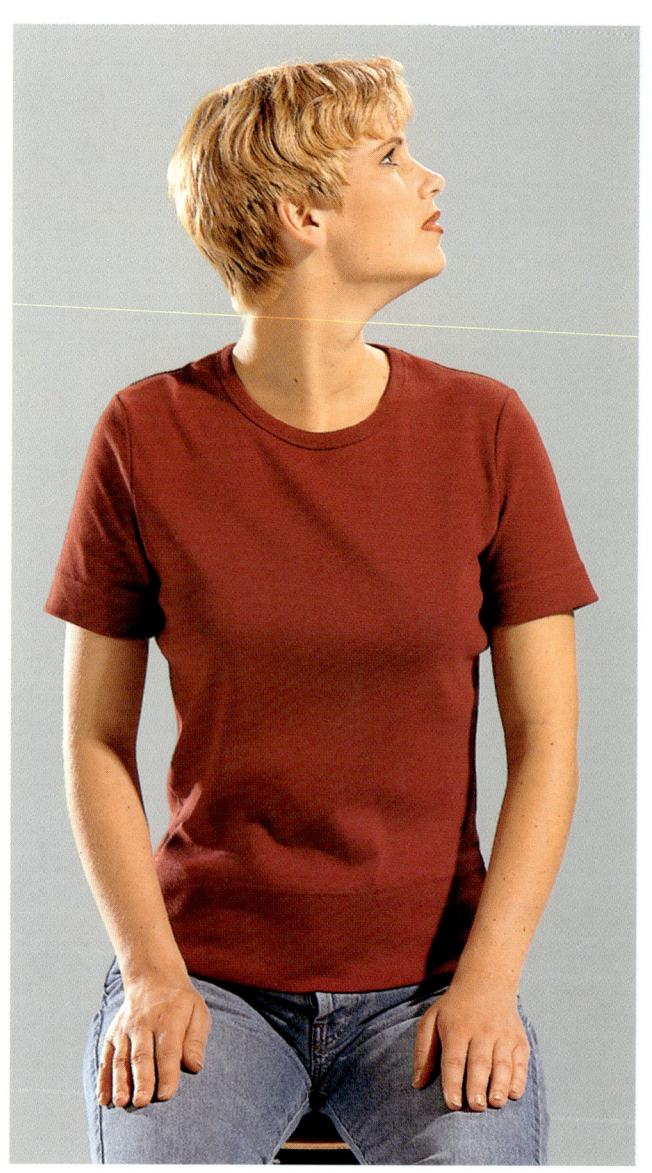

MÜ 6: seitliches Nicken

■ Mobilisationsübung 6

■ Bei zur Seite gedrehtem Kopf (Profilstellung) das Kinn zur Schulter senken und hochführen (Nickbewegung).

■ Führen Sie diese Übung zur rechten und zur linken Seite durch.

■ Mobilisationsübung 7

■ Senken Sie den Kopf zur Brust.
■ Das Kinn bleibt am Brustbein, während Sie den Kopf langsam nach rechts und nach links drehen, bis Sie eine Dehnung spüren.

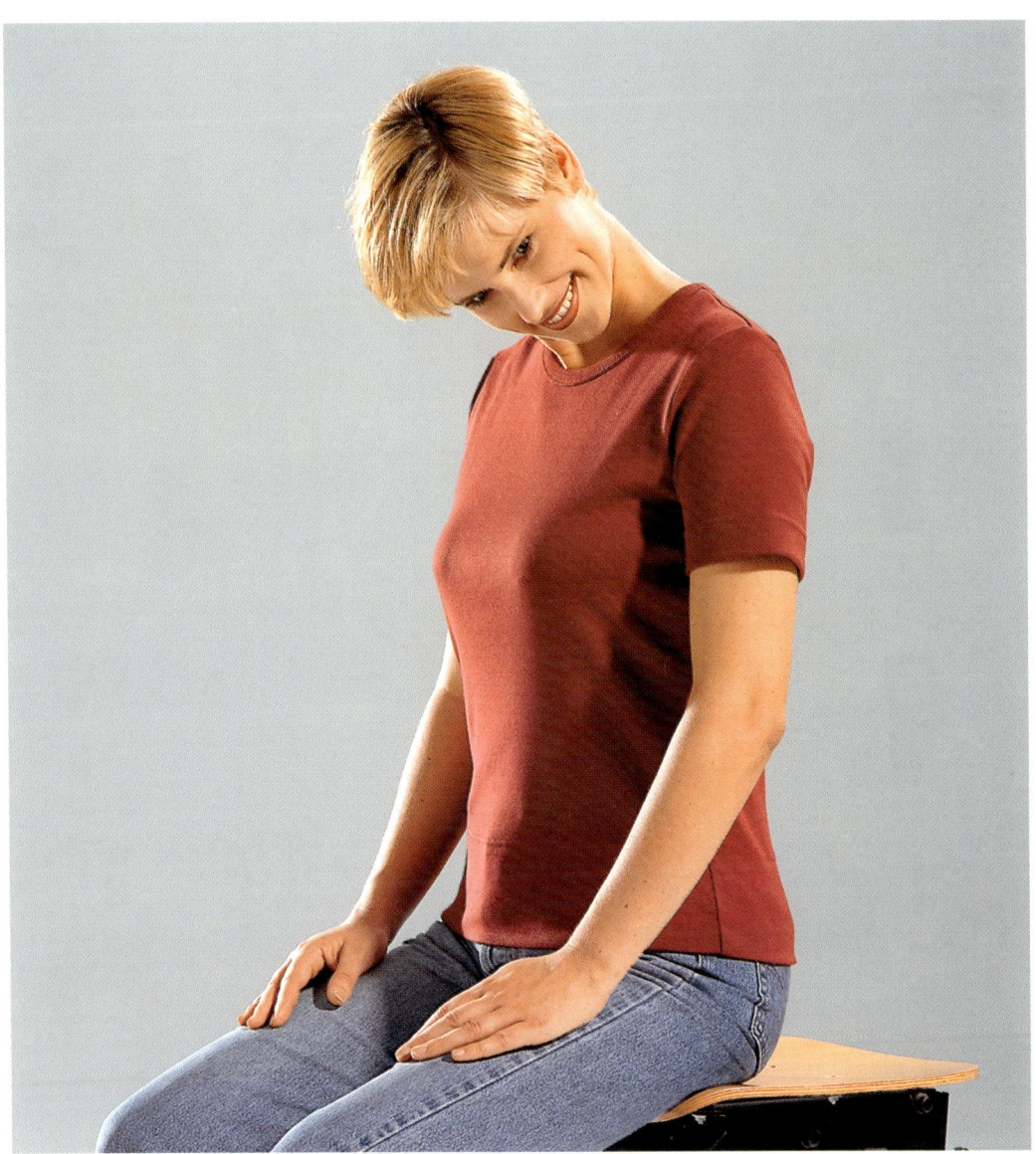

MÜ 7: geneigtes Kopfdrehen

■ Mobilisationsübung 8

■ Schieben Sie das Kinn vor, Schultern und Brustbein bleiben unverändert, dann ziehen Sie das Kinn weit zurück, bis sich ein Doppelkinn bildet.

■ Der Kopf darf dabei nicht in den Nacken genommen werden, Kinn und Nase bilden eine senkrechte Linie.

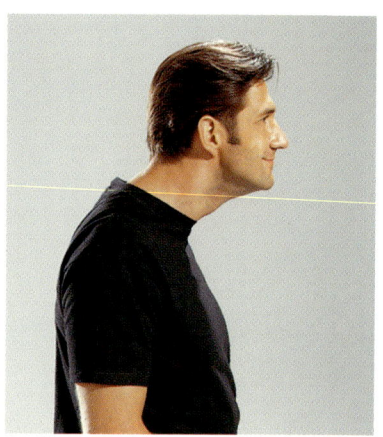

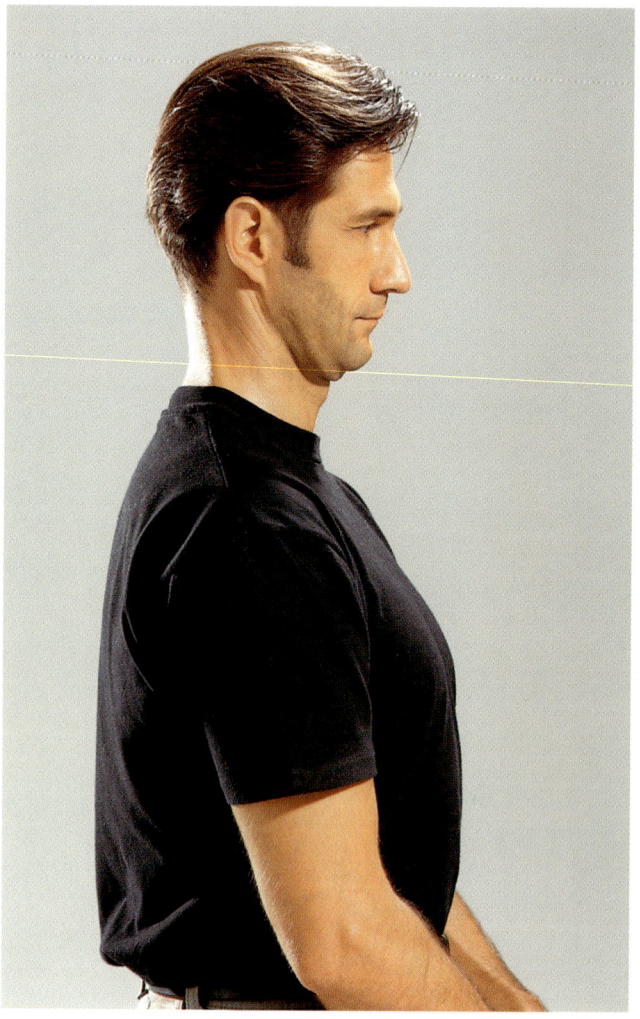

MÜ 8: Kopfgleiten

DEHNUNGSÜBUNGEN

Wiederholen Sie jede Dehnungsübung 3mal, und halten Sie die Endstellung jeweils mindestens 20 Sekunden lang, ohne die maximale Dehnung erzwingen zu wollen. Denken Sie wieder daran, die Schultern nicht mit hochzuziehen und den Atem leicht und gleichmäßig fließen zu lassen. Zwischen den Übungen lockern Sie immer wieder die Muskeln.

■ **Ausgangsstellung:**

■ Gerader Sitz auf der Hockerkante. Ideal ist es, wenn Sie Ihre Haltung im Spiegel kontrollieren können.

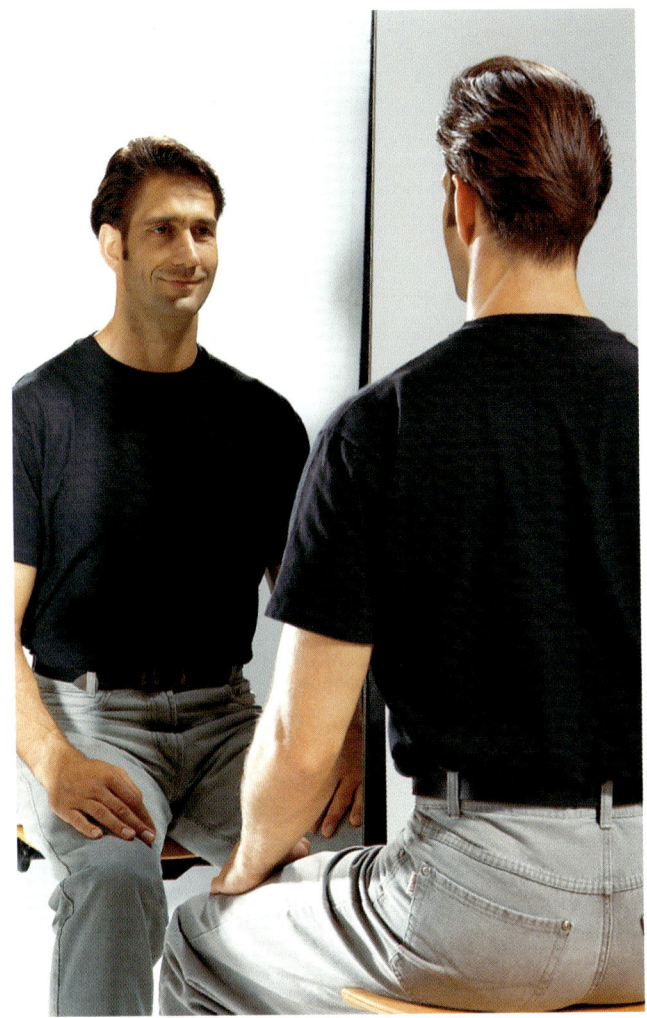

Ausgangsstellung

■ Dehnungsübung 1

■ Beide Arme sind gestreckt und werden nach unten in Richtung Boden gespannt.

■ Die Handrücken hochziehen, wobei die Fingerspitzen nach außen zeigen sollen. Das Kinn bleibt zurück (Doppelkinn), der Schultergürtel horizontal.

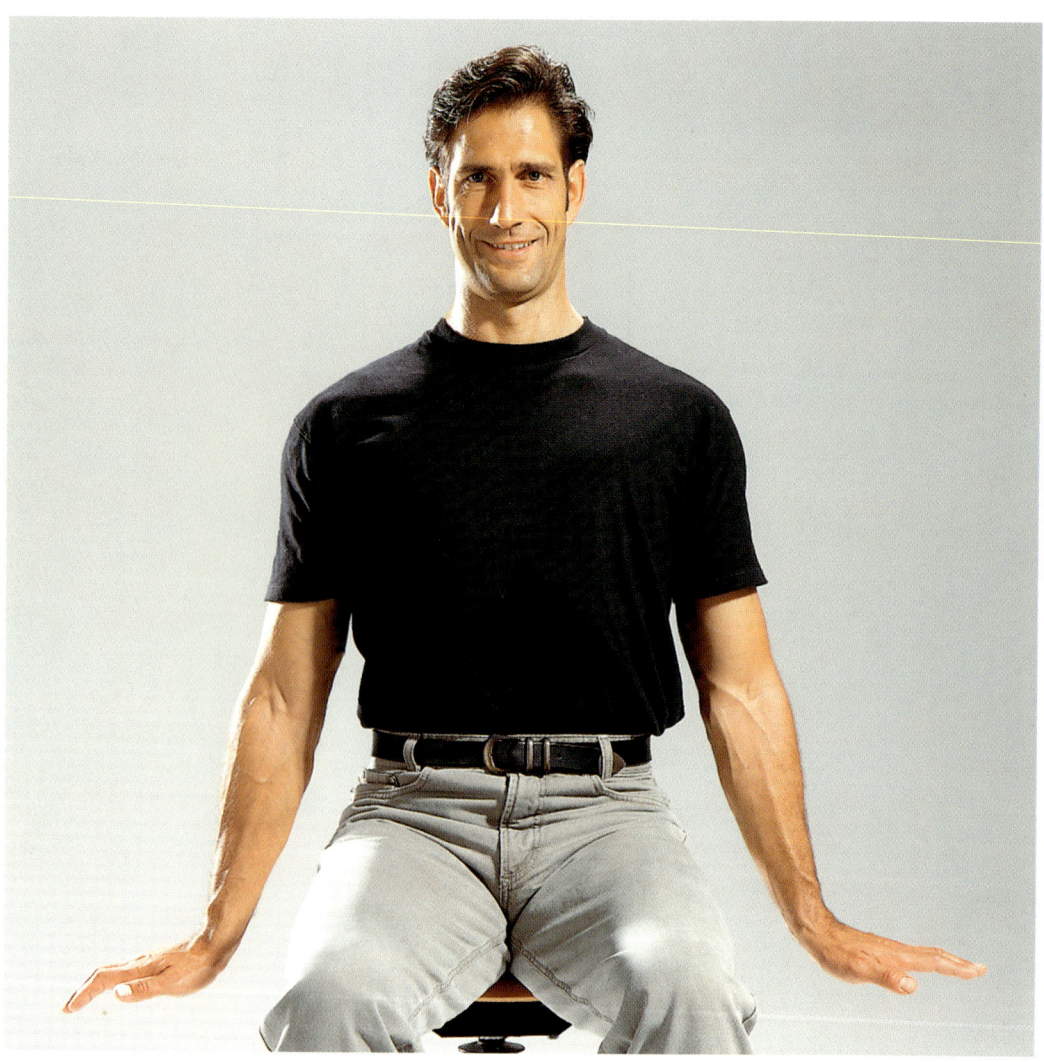

DÜ 1: Arme spannen

■ Dehnungsübung 2

■ Den Kopf nach rechts neigen.

■ Die rechte Hand über den Kopf auf die linke Schläfe legen und die Dehnung sanft durch Zug unterstützen, während die linke Hand nach unten in Richtung Boden spannt und umgekehrt.

■ Vorsichtig beginnen.

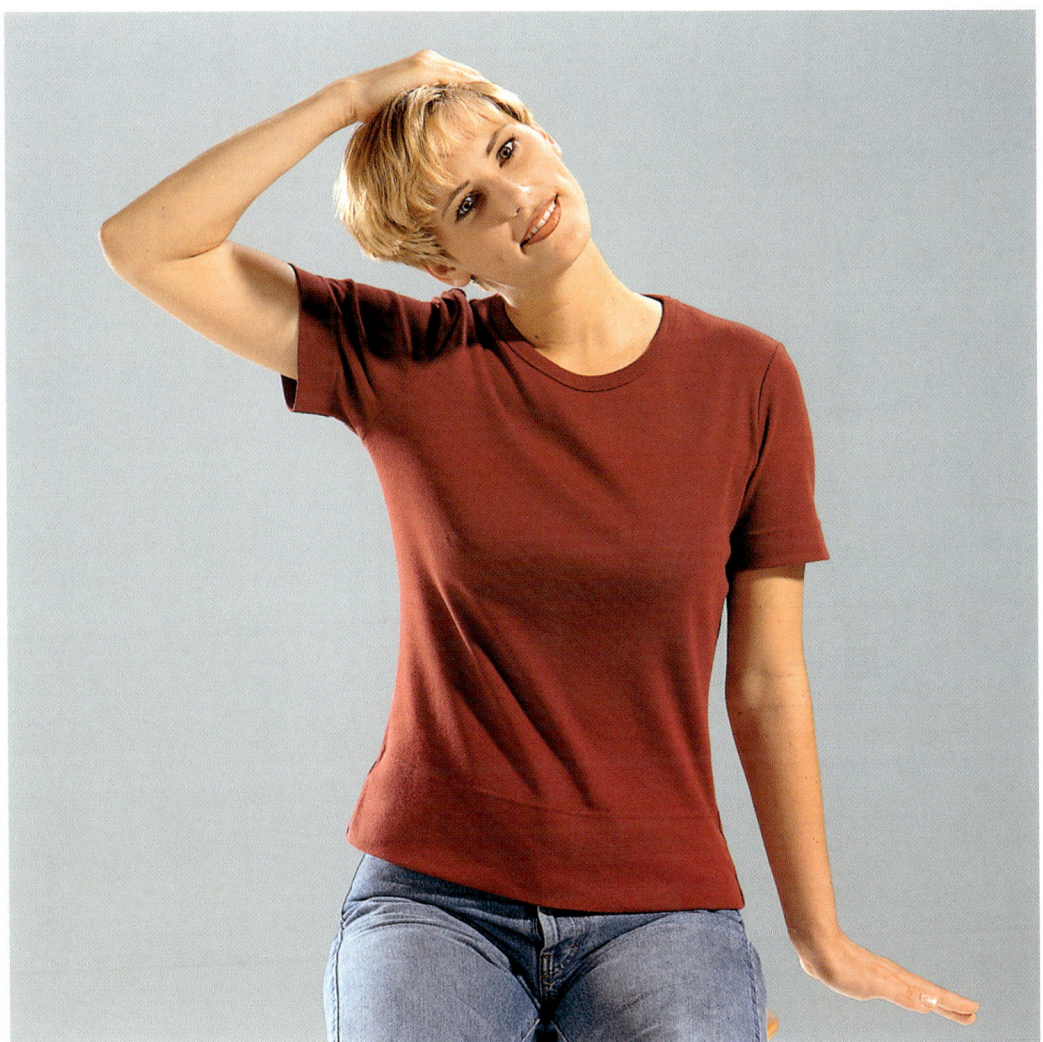

DÜ 2: gezogenes Kopfneigen zur Seite

■ Dehnungsübung 3

■ Die Arme mit übereinandergelegten Händen gerade nach vorne ausstrecken.

■ Die Handflächen senkrecht hochziehen und wie gegen eine Wand nach vorne stemmen.

■ Die Schultern nicht hochziehen, das Kinn bleibt in der Ausgangsstellung.

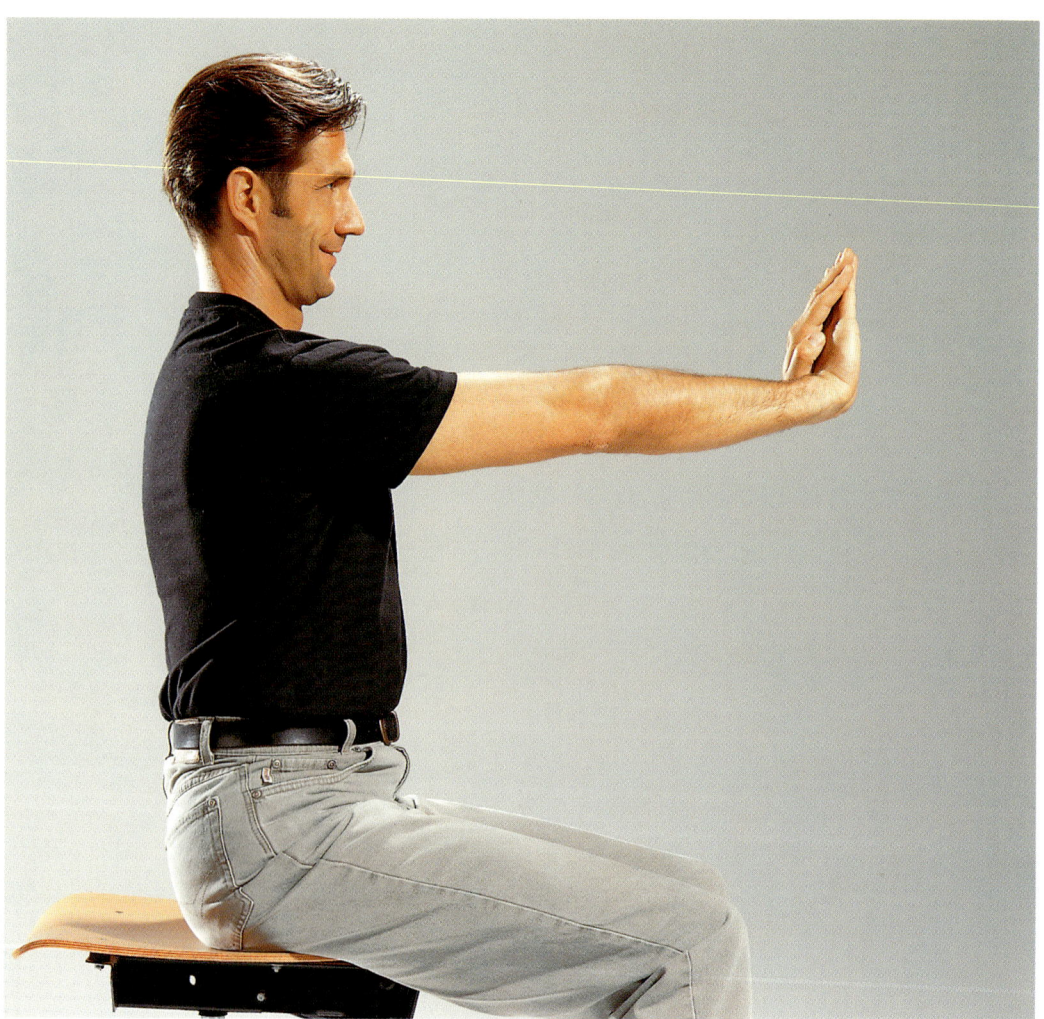

DÜ 3: gegen die Wand stemmen

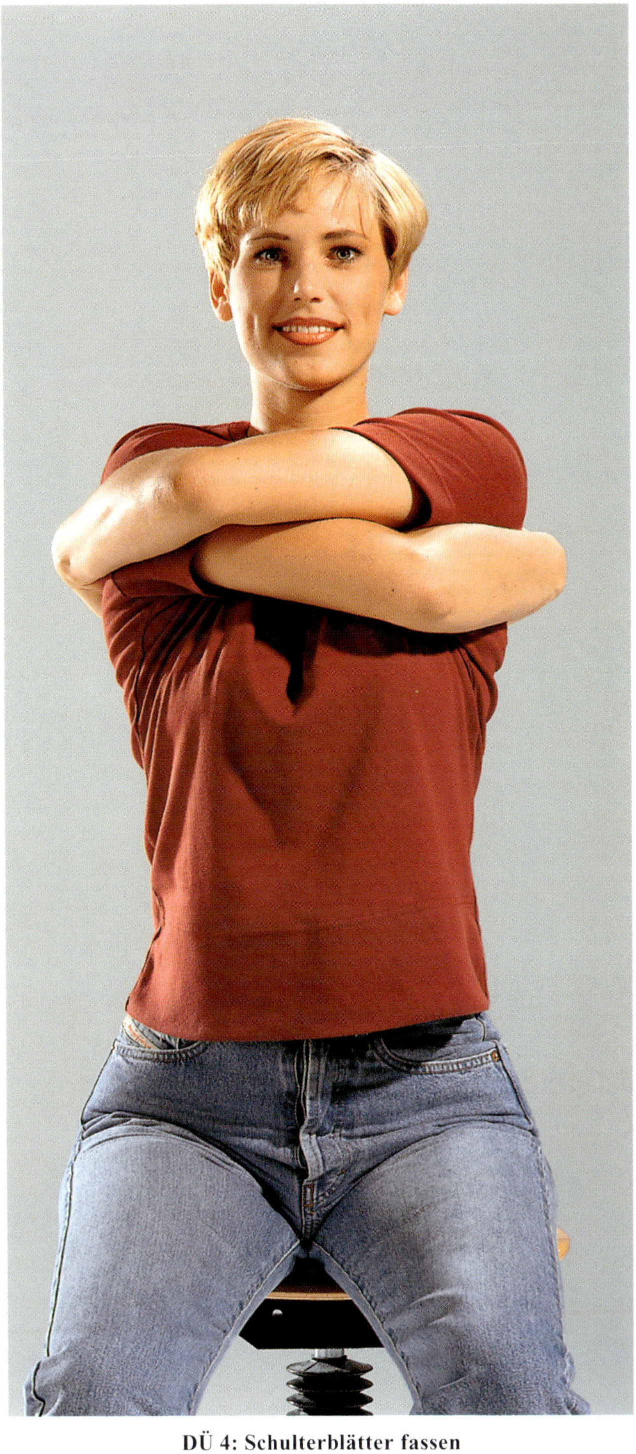

Dehnungsübung 4

■ Die Arme um den Körper kreuzen und versuchen, mit den Händen die Schulterblätter zu fassen.

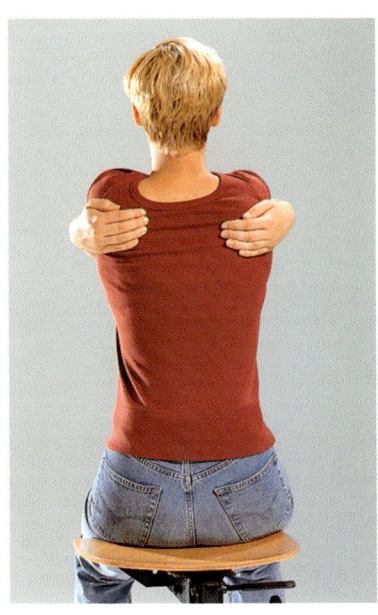

DÜ 4: Schulterblätter fassen

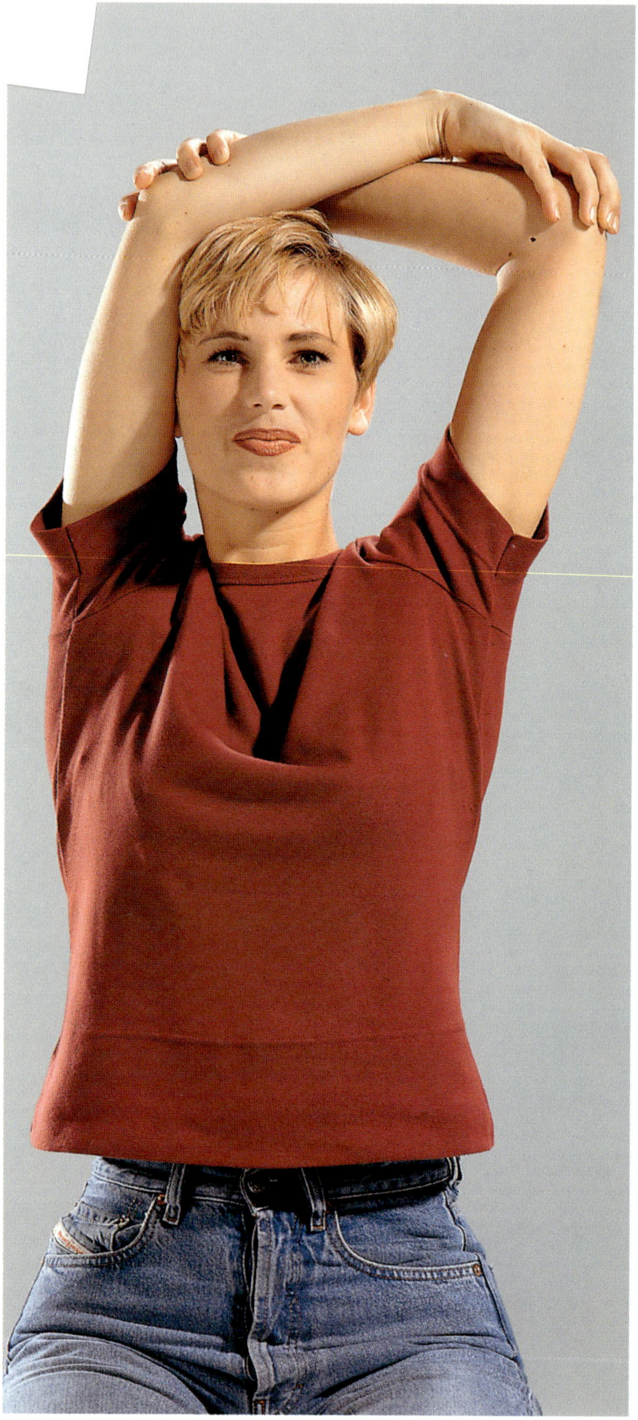

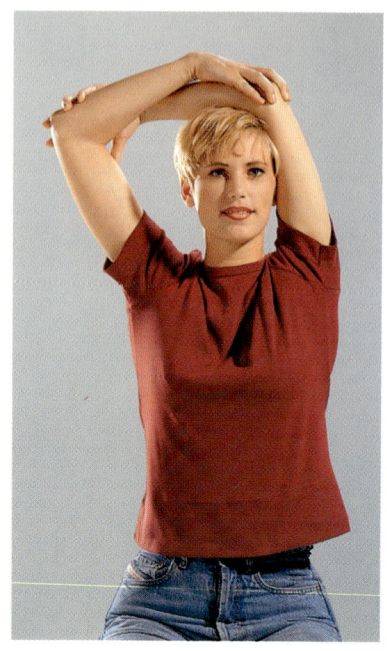

■ Dehnungsübung 5

■ Mit den Händen die Ellenbogen fassen und hoch über den Kopf ziehen.

■ Die rechte Hand zieht den linken Ellenbogen zur rechten Seite und umgekehrt.

■ Die Schultern nicht mit hochziehen, der Kopf bleibt gerade.

DÜ 5: Ellenbogen ziehen

■ Dehnungsübung 6

■ Die Hände hinter dem Rücken fassen und versuchen, die Arme gestreckt schräg nach unten zu ziehen.

■ Aufrechte Haltung beibehalten und den Bauch kräftig mit anspannen, damit kein runder Buckel oder Hohlkreuz entsteht.

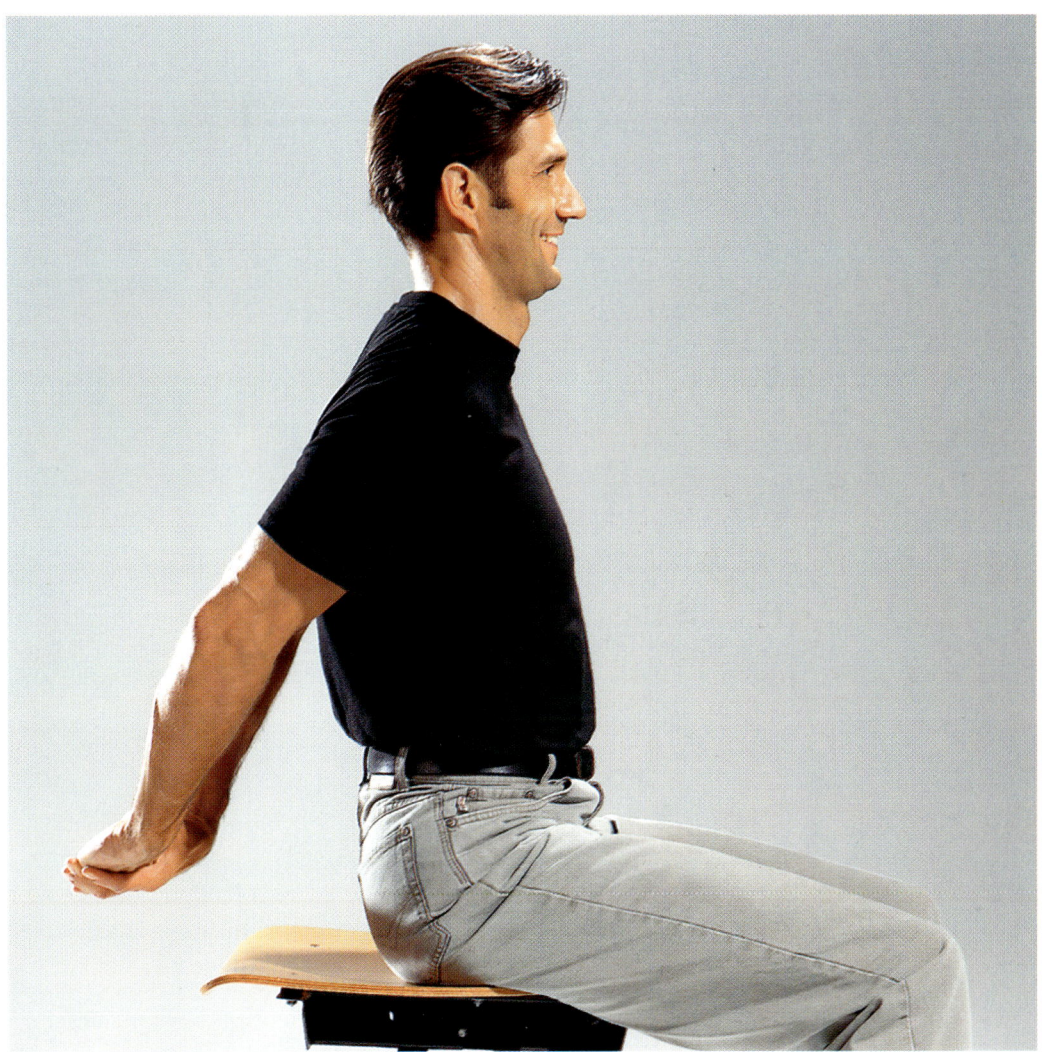

DÜ 6: Arme nach hinten unten ziehen

KRÄFTIGUNGSÜBUNGEN

Wiederholen Sie jede Kräftigungsübung 3mal, und halten Sie die Spannung jeweils mindestens 7 Sekunden lang, das entspricht 2 bis 3 ruhigen Atemzügen.
Der Schultergürtel bleibt horizontal, achten Sie auf eine gleichmäßige Atmung. Zwischen den Übungen lockern Sie immer wieder die Arm- und Schultermuskeln.

■ **Ausgangsstellung:**

■ Gerader Sitz auf der Hockerkante, möglichst wieder Haltungskontrolle im Spiegel.

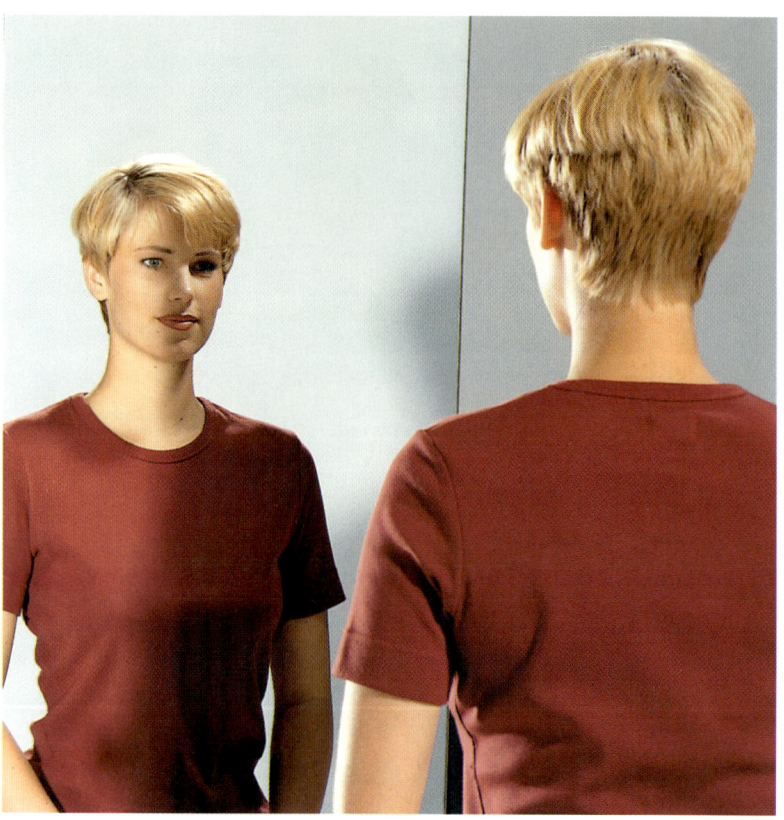
Ausgangsstellung

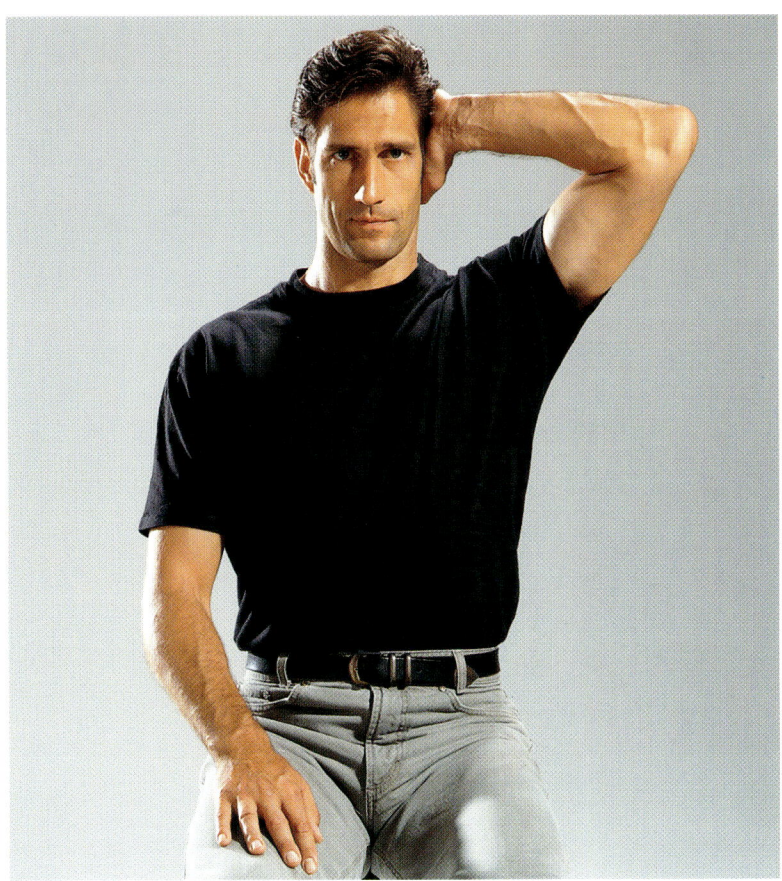

KÜ 1: Hand gegen Kopf

■ Kräftigungsübung 1

■ Die rechte Hand an die rechte Kopfseite legen, den Ellenbogen weit abwinkeln.

■ Die Hand drückt gegen den Kopf, der Kopf drückt gegen die Hand, bleibt aber senkrecht.

■ Langsam Spannung aufbauen, Doppelkinn beachten, mindestens 7 Sekunden halten und dann langsam wieder locker lassen.

■ Die Übung mit der linken Seite wiederholen.

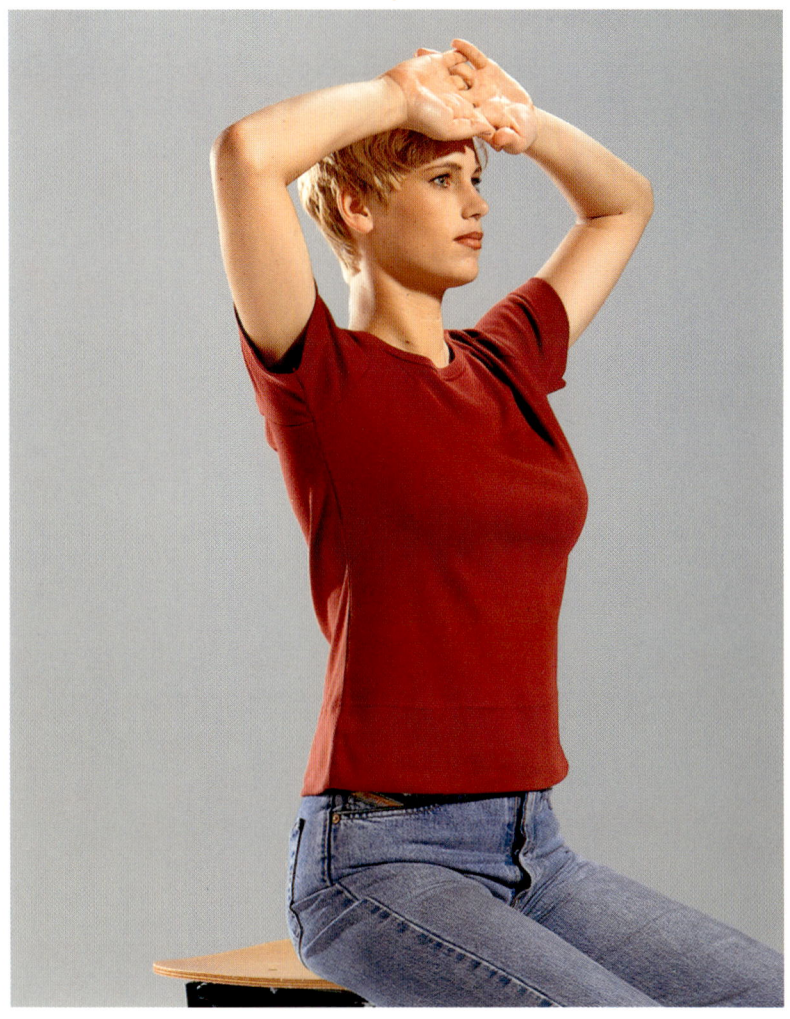

KÜ 2: Stirn gegen die Hände

■ Kräftigungsübung 2

■ Die Hände falten und vor die Stirn halten.

■ Der Kopf spannt gegen die Hände, die Hände drücken dagegen (Doppelkinn beachten).

■ Führen Sie diese Übung sowohl mit den Handflächen als auch mit den Handrücken durch.

■ Kräftigungsübung 3

■ Beide Hände falten und oben am Hinterkopf anlegen (Doppelkinn beachten).

■ Den Kopf nach hinten gegen die Hände spannen, die Hände drücken dagegen.

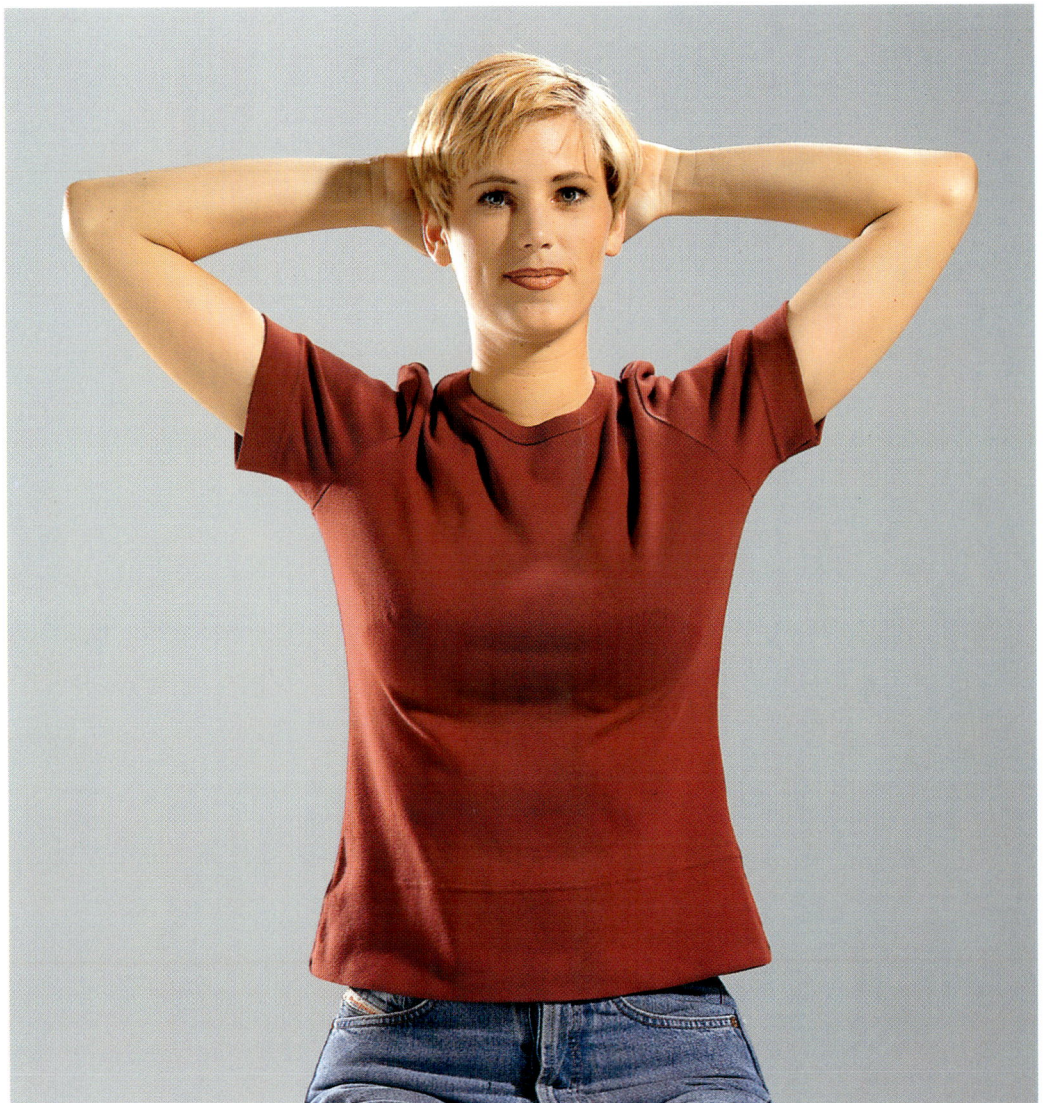

KÜ 3: Hinterkopf gegen Hände

■ Kräftigungsübung 4

■ Fassen Sie vor der Brust mit beiden Händen um die Handgelenke, und ziehen Sie die Ellenbogen auseinander. Die Armstellung bleibt dabei unverändert.

■ Die Schultern nicht mit hochziehen und den Kopf gerade halten.

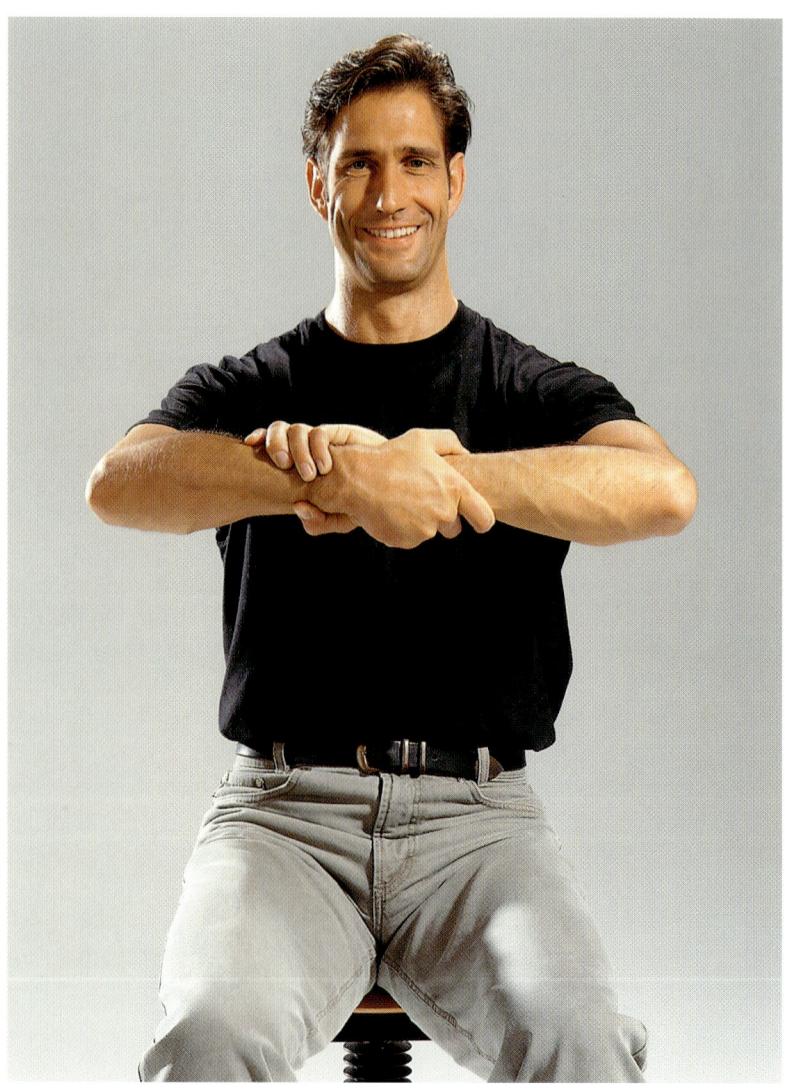

KÜ 4: Hände auseinanderziehen

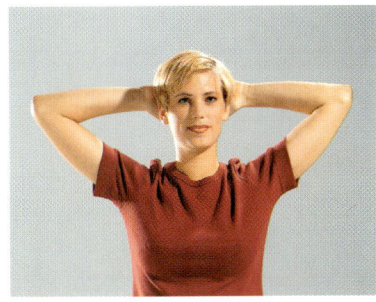

■ Kräftigungsübung 5

■ Senken Sie den Kopf nach vorne.

■ Die Hände falten und an den Hinterkopf legen.

■ Die Hände spannen gegen den Kopf und geben einen Widerstand, dabei den Kopf langsam wieder aufrichten.

■ Vorsichtig mit der Übung beginnen.

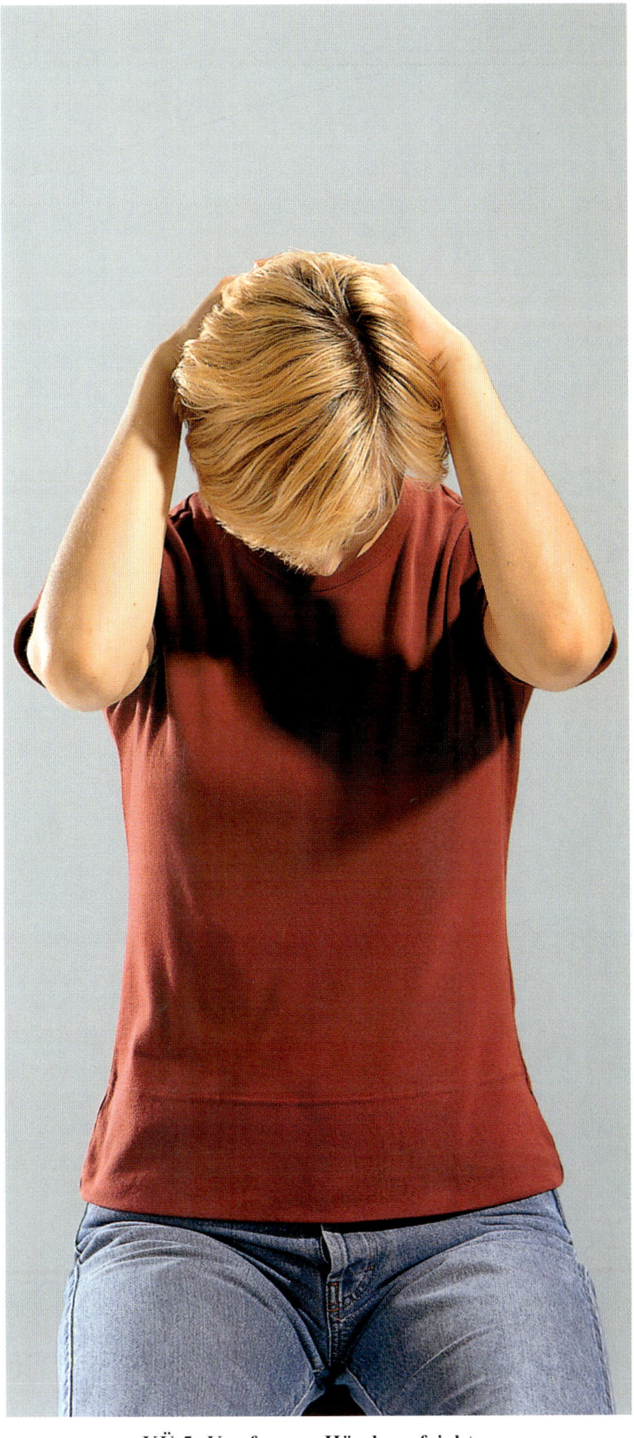

KÜ 5: Kopf gegen Hände aufrichten

SCHULTER-PARTNERÜBUNGEN

Wiederholen Sie jede Partnerübung 3mal, und halten Sie die Spannung jeweils mindestens 10 Sekunden lang. Der Schwächere bestimmt die Intensität des Druckes.

Der Schultergürtel bleibt horizontal, die Atmung geht leicht und gleichmäßig.

Lockern Sie zwischen den Übungen wieder Arm- und Schultermuskeln.

■ **Ausgangsstellung:**

■ Gerader Sitz auf der Hockerkante.

■ Die Partner setzen sich so weit auseinander, daß sie bei gestreckten Armen in aufrechter Haltung die Handflächen gegeneinander legen können.

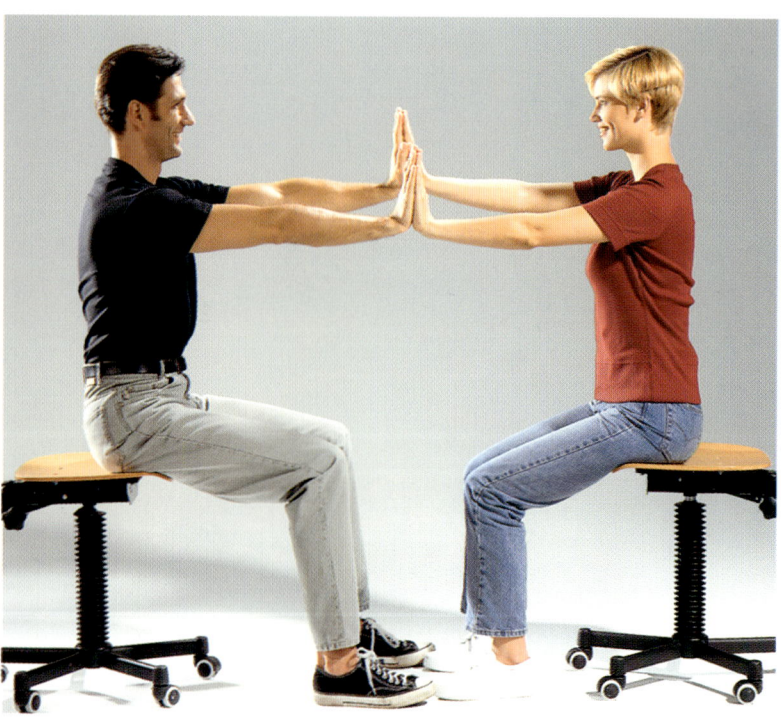

Ausgangsstellung

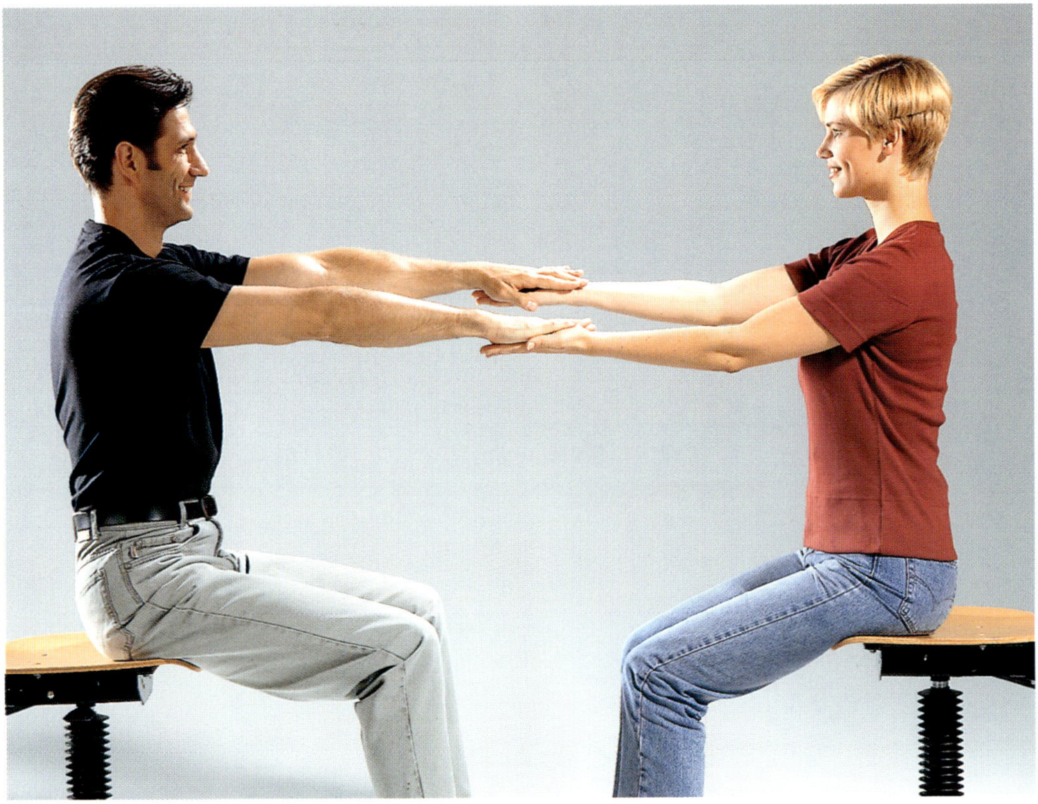

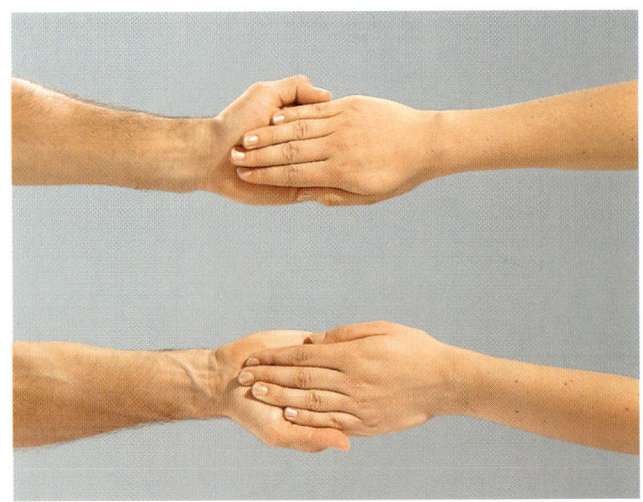

■ Schulter-Partnerübung 1

■ Die Arme schulterbreit nach vorne strecken und die Handflächen aufeinanderlegen.

■ Die Hände gegeneinander drücken, wobei die Arme gestreckt bleiben. Die Schultern dürfen nicht mit hochgezogen werden.

■ Der Partner mit den untergelegten Händen bestimmt die Intensität des Druckes. Die Spannung 10 Sekunden halten.

■ Wechsel der Handstellung der beiden Partner. Der Partner, der zuerst die Hände unten hatte, nimmt sie jetzt nach oben und umgekehrt.

SPÜ 1: Hände senkrecht gleichgerichtet drücken

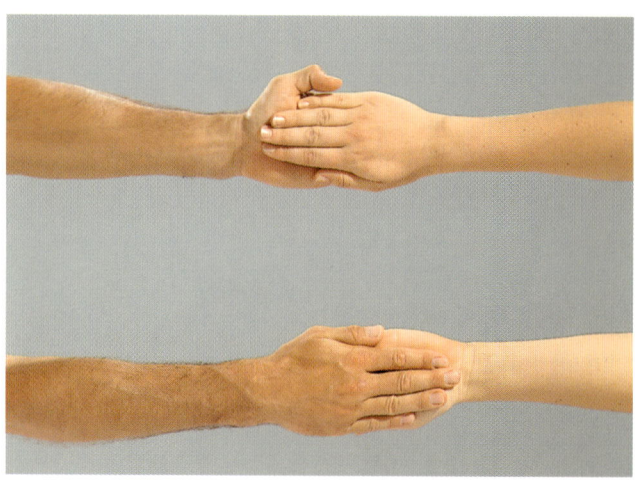

■ Schulter-Partnerübung 2

■ Die Arme schulterbreit nach vorne strecken. Die rechte Handfläche zeigt nach oben, die linke nach unten.

■ Die Handflächen aufeinander legen und 10 Sekunden gegeneinander drücken.

Die Arm- und Schulterstellung bleibt unverändert.

■ Wechsel der Handstellung der beiden Partner. Die linke Handfläche zeigt nun nach oben und die rechte nach unten.

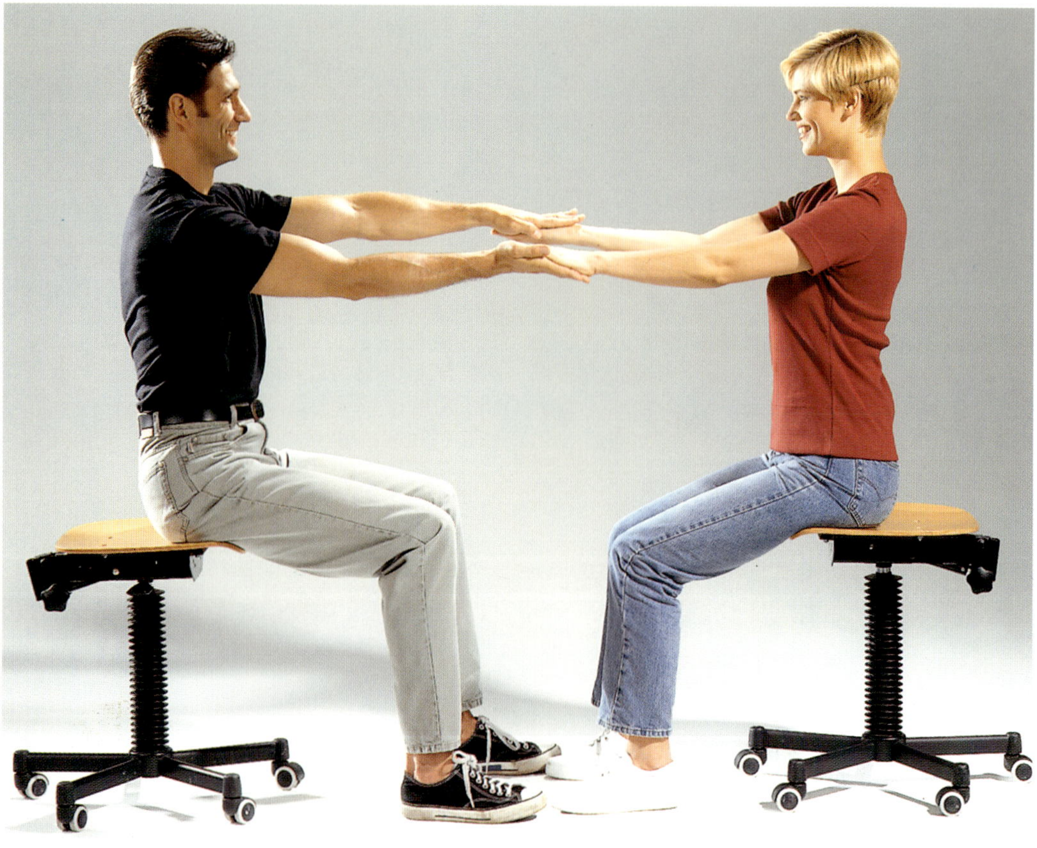

SPÜ 2: Hände senkrecht gegengerichtet drücken

■ Schulter-Partnerübung 3

■ Die Arme schulterbreit nach vorne strecken, die Handflächen zeigen zueinander. Ein Partner nimmt die Hände nach innen und der andere nach außen.

■ Die Hände gegeneinander drücken, ohne die Arm- und Schulterstellung zu verändern. Die Spannung 10 Sekunden halten.

■ Wechsel der Armstellung der beiden Partner. Der Partner, der zuerst die Hände außen hatte, nimmt sie jetzt nach innen und umgekehrt.

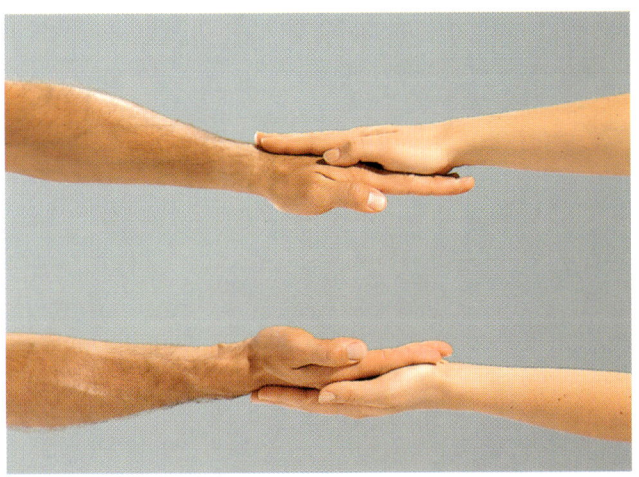

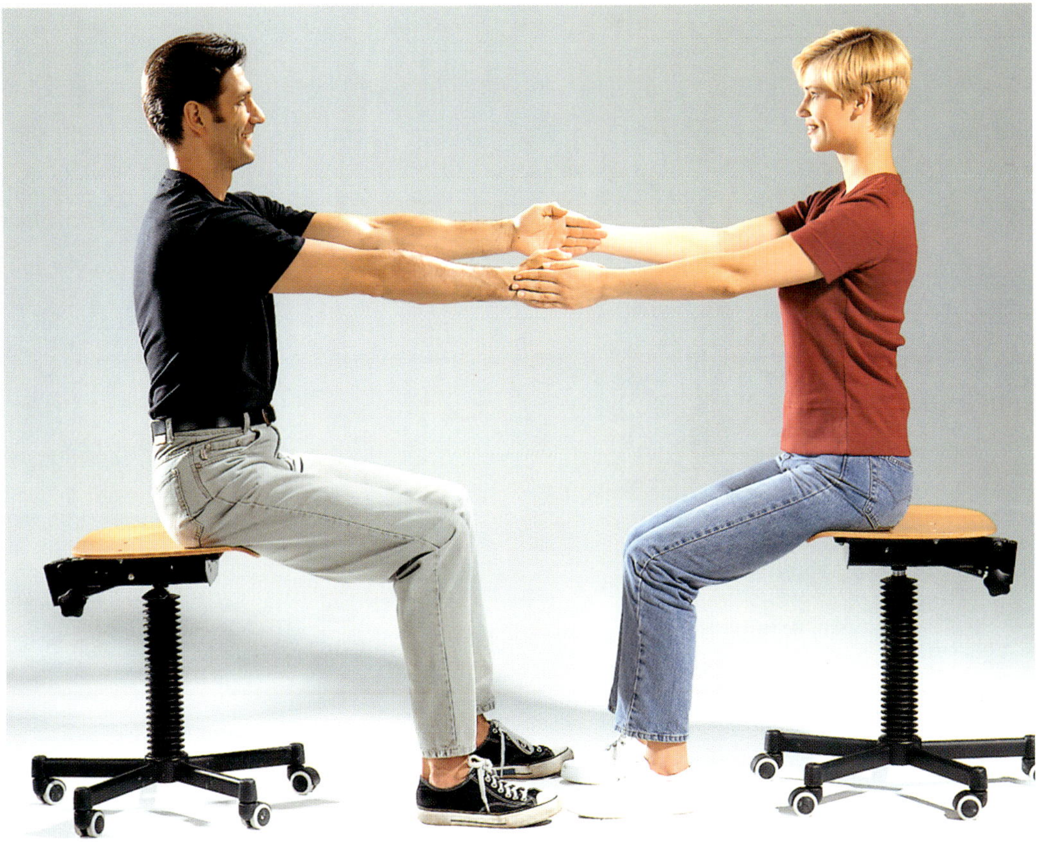

SPÜ 3: Hände waagerecht drücken

■ Ausgangsstellung:

■ Beide Partner sitzen in aufrechter Haltung Rücken an Rücken auf einem Hocker.

■ Schulter-Partnerübung 4

■ Die Arme in Schulterhöhe zur Seite strecken und die Handflächen aufeinander legen.

■ Ein Partner drückt mit den Händen nach oben, der andere dagegen nach unten.

■ Beginnen Sie **vorsichtig** mit der Druckspannung. Der Partner mit den unteren Armen bestimmt die Intensität des Druckes.

■ Die Spannung 10 Sekunden halten.

■ Wechsel der Arm- und Handstellung der beiden Partner. Der Partner, der zuerst die Hände unten hatte, nimmt sie jetzt nach oben und umgekehrt.

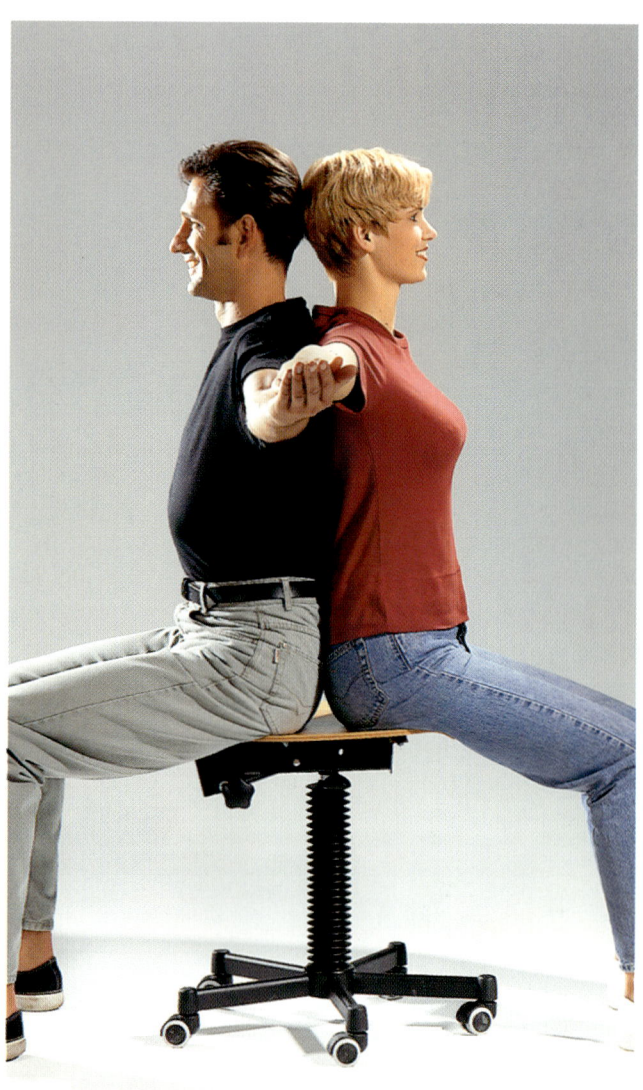

SPÜ 4: Rücken an Rücken

Ausgangstellung:

■ Der eine Partner sitzt aufrecht auf dem Hocker, der andere stellt sich hinter ihn.

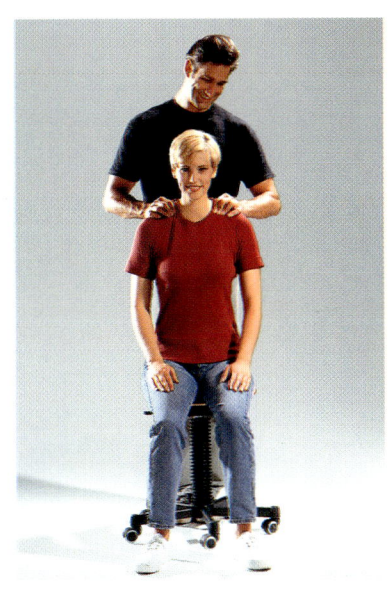

Schulter-Partnerübung 5

■ Der stehende Partner legt seine Hände auf die Schultern des sitzenden Partners und massiert ihm mit leichten Knetgriffen die Nacken-Schulter-Partie. Nach circa einer Minute Wechsel.

■ Diese Übung stellt einen schönen Abschluß des gemeinsamen Übungsprogrammes dar.

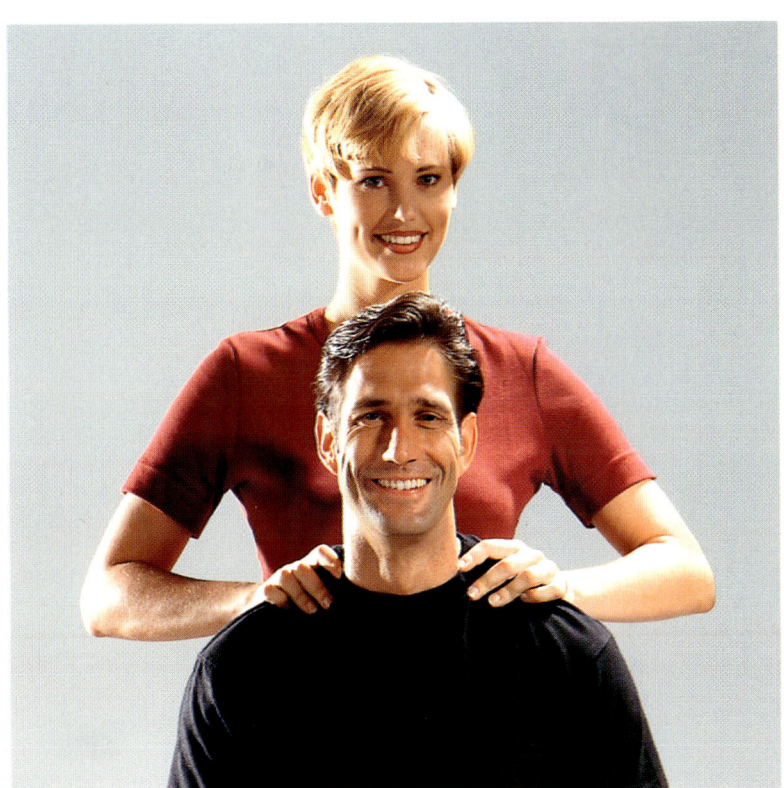

SPÜ 5: Nacken-Schulter-Massage

AUF EINEN BLICK: ZUSAMMENFASSUNG

Wenn Sie alle Übungen nach einiger Zeit kennengelernt haben und auch die richtige Haltung beherrschen, können Sie sich Ihr individuelles Programm mit Hilfe der folgenden Übersicht schnell zusammenstellen.

SCHULTERÜBUNGEN

Jede Übung 8mal wiederholen, auf gleichmäßige Atemzüge achten und zwischen den Übungen die Muskeln lockern.

■ **Ausgangsstellung:**

Gerader Sitz auf der Hockerkante oder Stand (bei Übungen im Stand die Knie immer leicht beugen).

■ **SÜ 1:** Schwingen Sie die Arme parallel vor und zurück.

■ **SÜ 2:** Schwingen Sie die Arme gegengleich vor und zurück.

■ **SÜ 3:** Beschreiben Sie mit den Armen große Kreise vor dem Körper, einwärts und auswärts.

■ **SÜ 4:** Ziehen Sie im Wechsel jeweils die rechte oder linke Schulter hoch. Die Bewegungen nicht ruckartig durchführen.

■ **SÜ 5:** Beide Schultern gleichzeitig hoch- und runterziehen.

■ **SÜ 6:** Kreisen Sie mit den Schultern vorwärts und rückwärts. Die Hände können dabei auf die Schultern gelegt werden.

■ **SÜ 7:** Führen Sie mit den Händen in Schulterhöhe vor und seitlich vom Körper Greifübungen durch. Die Arme sollen dabei gestreckt sein.

■ **SÜ 8:** Klatschen Sie ein-, dann zweimal vorne oben und hinter dem Rücken in die Hände, den Rücken möglichst gerade halten.

■ **SÜ 9:** Kreisen Sie mit den Armen hintereinander vorwärts und rückwärts.

■ **SÜ 10:** Mit den Armen gegenläufig kreisen (rechter Arm vorwärts, linker Arm rückwärts und umgekehrt).

■ **SÜ 11:** Die Arme kreuzend um den Körper schwingen (als ob Ihnen kalt ist), dabei sollte mal der rechte und mal der linke Arm oben sein.

SÜ 12: Mit den Händen vor dem Körper „Klavier spielen", von links nach rechts und von rechts nach links.

SÜ 13: Falten Sie die Hände weit vor der Brust, und beschreiben Sie mit den Handgelenken Achterschwünge vor dem Körper.

SÜ 14: Schwingen Sie die Arme mit angewinkelten Ellenbogen gleichzeitig vor und zurück.

SÜ 15: Schwingen Sie die Arme mit angewinkelten Ellenbogen gegengleich („sägen") und dann kraftvoller („boxen") nach vorne, anschließend auch zur Seite.

SÜ 16: Legen Sie die Hände auf die jeweilige Schulter. Die Ellenbogen sind in Schulterhöhe seitlich vom Körper. Führen Sie die Ellenbogen in gleichbleibender Höhe vor dem Körper zusammen. Diese Stellung kurz halten und die Ellenbogen zur Ausgangsstellung zurückführen.

■ **Steigerung:**

SÜ 17: Stellen Sie sich vor, Sie sind eine Marionette und Ihre Arme werden an den Ellenbogen hochgezogen, dabei bilden die Arme einen rechten Winkel, und die Fingerspitzen zeigen nach unten. Diese Stellung kurz halten und die Arme wieder senken. Achten Sie darauf, daß Sie die Schultern nicht mit hochziehen.

SÜ 18: Nehmen Sie die Arme hoch, als ob Sie sich ergeben wollen. Führen Sie nun die Unterarme vor dem Körper zusammen und wieder auseinander. Achten Sie darauf, daß Sie die Schultern nicht mit anheben und die Ellenbogen nicht an den Körper heranziehen.

SÜ 19: Halten Sie die Arme seitlich wie eine „Drehkurbel" rechtwinklig gebeugt, und bewegen Sie die Arme gegengleich. Die Schultern dürfen nicht mit hochgezogen werden.

SÜ 20: Führen Sie die gestreckten Arme seitlich eng am Körper nach vorne, die Handflächen zeigen dabei nach vorne. Im vordersten erreichten Punkt die Arme drehen, so daß die Handflächen nach hinten zeigen.
Jetzt die Arme langsam nach hinten führen und dort am hintersten Punkt die Arme wieder drehen. Der Schultergürtel bleibt horizontal.

SÜ 21: Die Arme in Schulterhöhe zur Seite strecken, die Handrücken hochziehen und mit den Armen kleine Kreise beschreiben. Die Schultern nicht mit hochziehen.

SÜ 22: Strecken Sie die Arme nach vorne, die Daumen zeigen nach unten. Die Arme überkreuzen und die Hände falten. Die Hände über unten geführt zum Kinn bringen, die Ellenbogen werden dabei angewinkelt und dicht an den Körper geführt. Die Arme wieder ausdrehen und strecken. Der Schultergürtel bleibt horizontal.

■ **SÜ 23:** Einwärts- und Auswärtsdrehen der Arme.
Strecken Sie die Arme in Schulterhöhe zur Seite. Die Arme werden einwärtsgedreht, wobei die Daumen nach unten zeigen. Dann die Arme auswärtsdrehen, die Handflächen zeigen dabei nach oben. Die Schultern auf keinen Fall mit hochziehen.

■ **SÜ 24:** Führen Sie die Armbewegungen gegenläufig durch, und blicken Sie dabei, im Wechselrhythmus mit den Armen, mit dem Kopf auf die Hand des einwärtsgedrehten Armes. Die Schultern dürfen bei dieser Übung **nicht** mit hochgezogen werden (langsame Durchführung).

■ **SÜ 25:** Schließen Sie die Hände zu zwei Fäusten, und legen Sie sie überkreuzt auf die Oberschenkel.
Von dort die Arme diagonal nach oben strecken, die Handflächen zeigen jetzt mit gespreizten Fingern nach vorne. Diese Position kurz halten und die Arme überkreuzt, die Hände wieder zu Fäusten geschlossen, auf die Oberschenkel zurücksenken. Der Oberkörper darf dabei nicht nach hinten verlagert werden, die Schultern nicht mit hochziehen und die Übung langsam durchführen.

MOBILISATIONSÜBUNGEN

Jede Übung 3- bis 5mal wiederholen, die Übungen ganz langsam durchführen, die Atmung beachten, der Schultergürtel bleibt horizontal. Die Schultern zwischendurch immer wieder lockern.

■ **Ausgangsstellung:**

Gerader Sitz auf der Hockerkante, aufrechte Körperhaltung. Die Füße werden schulterbreit auseinandergestellt, die Oberschenkel bilden von der Hüfte bis zu den Knien eine leicht abfallende Linie.

■ **MÜ 1:** Senken Sie das Kinn **langsam** zur Brust, drücken Sie dabei nicht nach, sondern lassen Sie nur das Gewicht des Kopfes wirken. Ist Ihr individuell tiefster Punkt erreicht, heben Sie den Kopf langsam zur Ausgangshaltung zurück.

■ **MÜ 2:** Neigen Sie den Kopf rückwärts. Beim Rückwärtsneigen darf der Kopf nicht zu weit in den Nacken geführt werden. Der Blick und die Kopfhebebewegung gehen schräg aufwärts.

■ **MÜ 3:** Neigen Sie den Kopf zur rechten Seite, rechtes Ohr zur rechten Schulter und umgekehrt zur linken Seite (Stellen Sie sich vor, Sie haben Wasser im Ohr). Wieder nur das Gewicht des Kopfes wirken lassen, bis Sie eine Dehnung spüren.

MÜ 4: Lassen Sie die Arme seitlich hängen. Winkeln Sie bei gestreckten Armen die Handgelenke an, wobei die Handflächen nach oben zeigen und die Fingerspitzen nach vorne. Den Kopf abwechselnd zur rechten und zur linken Hand neigen. Der Blick geht in die jeweilige Handfläche mit. Die Übung langsam durchführen und zwischendurch immer in die Ausgangshaltung zurückkehren.

MÜ 5: Drehen Sie den Kopf langsam zur rechten und zur linken Seite, bis Ihr Blick gerade über die Schulter verläuft (Profilstellung).

MÜ 6: Bei zur Seite gedrehtem Kopf (Profilstellung) das Kinn zur Schulter senken und hochführen (Nickbewegung). Führen Sie diese Übung zur rechten und zur linken Seite durch.

MÜ 7: Senken Sie den Kopf zur Brust. Das Kinn bleibt am Brustbein, während Sie den Kopf langsam nach rechts und nach links drehen, bis Sie eine Dehnung spüren.

MÜ 8: Schieben Sie das Kinn vor, Schultern und Brustbein bleiben unverändert, dann ziehen Sie das Kinn weit zurück, bis sich ein Doppelkinn bildet. Der Kopf darf dabei nicht in den Nacken genommen werden, Kinn und Nase bilden eine senkrechte Linie.

DEHNUNGSÜBUNGEN

Jede Dehnungsübung 3mal wiederholen und mindestens 20 Sekunden lang halten, ohne die maximale Endstellung erzwingen zu wollen. Die Schultern nicht mit hochziehen und die Atmung beachten (keine Preßatmung). Zwischendurch die Muskeln lockern.

DÜ 1: Beide Arme sind gestreckt und werden nach unten in Richtung Boden gespannt. Die Handrücken hochziehen, wobei die Fingerspitzen nach außen zeigen sollen. Das Kinn bleibt zurück (Doppelkinn), der Schultergürtel horizontal.

DÜ 2: Den Kopf zur rechten Seite neigen. Die rechte Hand über den Kopf auf die linke Schläfe legen und die Dehnung sanft durch Zug unterstützen, während die linke Hand nach unten in Richtung Boden spannt und umgekehrt. Vorsichtig mit der Übung beginnen.

DÜ 3: Die Arme mit übereinandergelegten Händen gerade nach vorne ausstrecken. Die Handflächen senkrecht hochziehen und wie gegen eine Wand nach vorne stemmen. Die Schultern nicht hochziehen, das Kinn bleibt in der Ausgangsstellung.

DÜ 4: Die Arme um den Körper kreuzen und versuchen, mit beiden Händen die Schulterblätter zu fassen.

DÜ 5: Mit den Händen die Ellenbogen fassen und hoch über den Kopf ziehen. Die rechte Hand zieht den linken Ellenbogen zur rechten Seite und umgekehrt. Die Schultern nicht mit hochziehen, der Kopf bleibt gerade.

DÜ 6: Die Hände hinter dem Rücken fassen und versuchen, die Arme gestreckt schräg nach unten zu ziehen. Aufrechte Haltung beibehalten und den Bauch kräftig mit anspannen, damit kein runder Buckel oder Hohlkreuz entsteht

KRÄFTIGUNGSÜBUNGEN

Jede Kräftigungsübung 3mal wiederholen und die Spannung jeweils mindestens 7 Sekunden halten.
Der Schultergürtel bleibt horizontal, achten Sie auf eine gleichmäßige Atmung. Die Arm- und Schultermuskeln zwischendurch lockern.

■ **Ausgangsstellung:**

Gerader Sitz auf der Hockerkante, möglichst Spiegelkontrolle.

KÜ 1: Die rechte Hand an die rechte Kopfseite legen, den Ellenbogen weit abwinkeln. Die Hand drückt gegen den Kopf, der Kopf drückt gegen die Hand, bleibt aber senkrecht. Langsam Spannung aufbauen, Doppelkinn beachten, mindestens 7 Sekunden halten und dann langsam wieder locker lassen. Die Übung mit der linken Seite wiederholen.

KÜ 2: Die Hände falten und vor die Stirn halten. Der Kopf spannt gegen die Hände, die Hände drücken dagegen (Doppelkinn beachten). Führen Sie diese Übung sowohl mit den Handflächen als auch mit den Handrücken durch.

KÜ 3: Beide Hände falten und oben am Hinterkopf anlegen (Doppelkinn beachten). Den Kopf nach hinten gegen die Hände spannen, die Hände drücken dagegen.

KÜ 4: Fassen Sie vor der Brust mit beiden Händen um die Handgelenke, und ziehen Sie die Ellenbogen auseinander. Die Armstellung bleibt dabei unverändert. Die Schultern nicht mit hochziehen und den Kopf gerade halten.

KÜ 5: Senken Sie den Kopf nach vorne. Die Hände falten und an den Hinterkopf legen. Die Hände spannen gegen den Kopf und geben einen Widerstand, dabei den Kopf langsam wieder aufrichten. Vorsichtig mit der Übung beginnen, allmählich steigern.

SCHULTER-PARTNER-ÜBUNGEN

Jede Übung 3mal wiederholen und jeweils 10 Sekunden lang halten, der Schwächere bestimmt die Intensität des Druckes. Der Schultergürtel bleibt horizontal, auf die Atmung achten. Die Arm- und Schultermuskeln zwischendurch lockern.

■ **Ausgangsstellung:**

Gerader Sitz auf der Hockerkante, die Partner setzen sich so weit auseinander, daß sie bei gestreckten Armen in aufrechter Haltung die Hände aneinander legen können.

SPÜ 1: Die Arme schulterbreit nach vorne strecken und die Handflächen aufeinanderlegen.
Die Hände gegeneinander drücken, wobei die Arme gestreckt bleiben. Die Schultern dürfen nicht mit hochgezogen werden. Der Partner mit den unterlegten Händen bestimmt die Intensität des Druckes. Die Spannung 10 Sekunden halten. Wechsel der Handstellung der beiden Partner. Der Partner, der zuerst die Hände unten hatte, nimmt sie jetzt nach oben und umgekehrt.

SPÜ 2: Die Arme schulterbreit nach vorne strecken. Die rechte Handfläche zeigt nach oben, die linke nach unten. Die Handflächen aufeinander legen und 10 Sekunden gegeneinander drücken. Die Arm- und Schulterstellung bleibt unverändert. Wechsel der Handstellung der beiden Partner. Die linke Handfläche zeigt nun nach oben und die rechte nach unten.

SPÜ 3: Die Arme schulterbreit nach vorne strecken, die Handflächen zeigen zueinander.
Ein Partner nimmt die Hände nach innen und der andere nach außen. Die Hände gegeneinander drücken, ohne die Arm- und Schulterstellung zu verändern. Die Spannung 10 Sekunden halten.

Wechsel der Armstellung der beiden Partner. Der Partner, der zuerst die Hände außen hatte, nimmt sie jetzt nach innen und umgekehrt.

■ **Ausgangsstellung:**

Beide Partner sitzen in aufrechter Haltung Rücken an Rücken auf einem Hocker.

SPÜ 4: Die Arme in Schulterhöhe zur Seite strecken und die Handflächen aufeinander legen. Beginnen Sie **vorsichtig** mit der Druckspannung. Der Partner mit den unteren Armen bestimmt die Intensität des Druckes. Die Spannung 10 Sekunden halten.
Wechsel der Arm- und Handstellung. Der Partner, der zuerst die Hände unten hatte, nimmt sie jetzt nach oben und umgekehrt.

■ **Ausgangsstellung:**

Der eine Partner sitzt aufrecht auf dem Hocker, der andere stellt sich hinter ihn.

SPÜ 5: Der stehende Partner legt seine Hände auf die Schultern des sitzenden Partners und massiert ihm mit leichten Knetgriffen die Nacken-Schulter-Partie. Nach circa einer Minute Wechsel.

In diesem Kapitel finden Sie Empfehlungen zu Verfahren aus der Physiotherapie, die sich bei der Behandlung von Verspannungen der Nacken- und Schultermuskulatur bewährt haben, und eine anregende Einführung in das komplexe Wechselspiel zwischen Geist und Körper

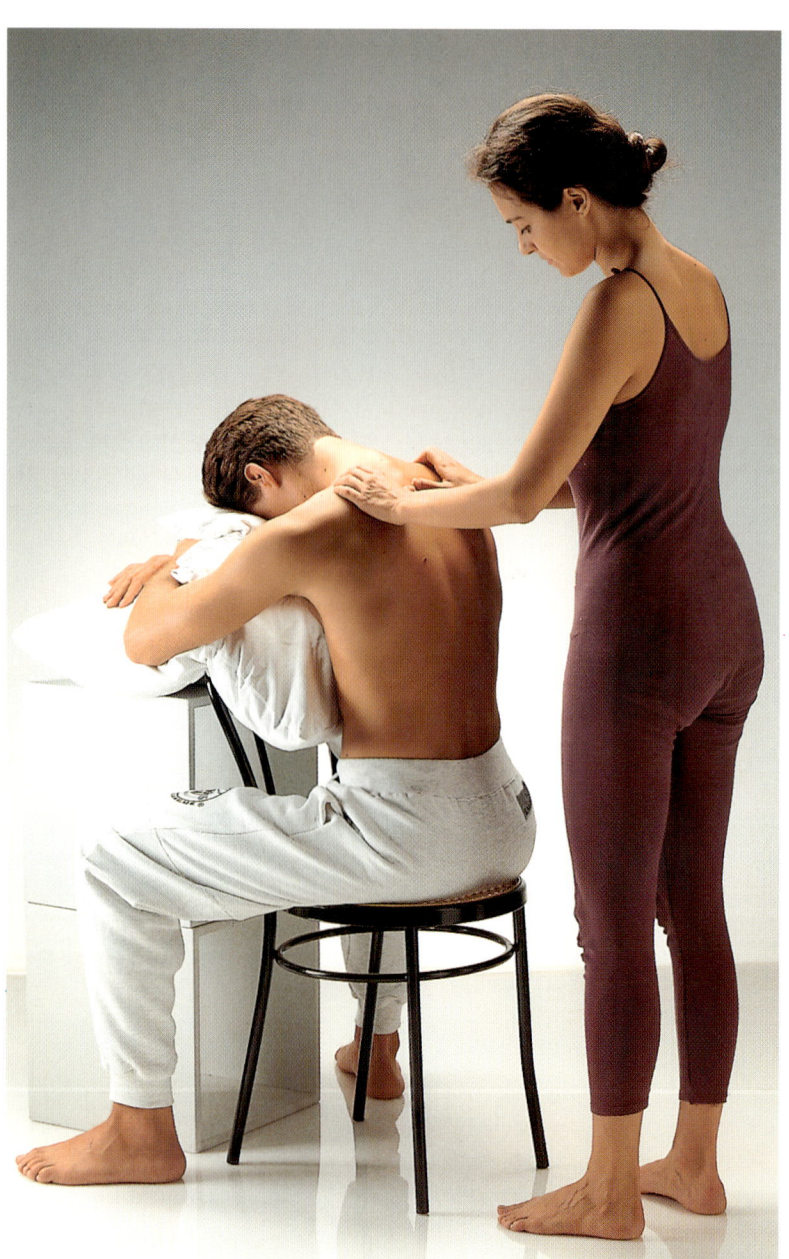

BEWÄHRTE VERFAHREN AUS DER PHYSIOTHERAPIE

(Stefan Zinck)

Bei dauerhaften Problemen im Bereich der Halswirbelsäule ist auf jeden Fall ein Arzt aufzusuchen, der – eventuell in Absprache mit Fachärzten – die geeignete Therapie auswählt.

Den meisten **physikalischen Therapien** ist gemeinsam, daß über das größte Organ des Menschen – die Haut – mit Hilfe von physikalischen Reizen wie Erwärmung, Abkühlung, Druck, Strom etc. ein Reiz auf die darunter liegende Muskulatur und auf innere Organe ausgeübt wird. Das vegetative oder „unbewußte" Nervensystem, das sich wie ein feines Netz über den gesamten Organismus erstreckt, spielt bei der Reizaufnahmen, -verarbeitung und -beantwortung eine wichtige Rolle.

Neben den rein lokalen (örtlich begrenzten) Wirkungen einer Wärmflasche oder eines Eisbeutels, zum Beispiel Erwärmung und Rötung der Haut, gelangen über das Nervensystem viele Reize in die tieferen Schichten des Körpers und rufen dort ohne willentliche Steuerung eine reflektorische Wirkung (automatische Reizantwort) hervor. Da die Wärme nicht direkt durch die Haut bis in das Körperinnere vordringt, beruht deren Wirkung meist auf diesen reflektorischen Mechanismen.

Kälte oder Zugluft führen auf diesem Weg zu den so lästigen Verspannungen, unter Umständen auch zum gefürchteten „Hexenschuß", ohne daß der Körper selbst ausgekühlt ist. Deshalb ist der Kleiderwechsel nach schweißtreibenden Tätigkeiten so enorm wichtig! Eine generelle Anhebung der Körpertemperatur ist beispielsweise nur durch Überwärmungsbäder oder Ganzkörper(fango)packungen möglich, wenn das zirkulierende Blut über die stark erweiterten Hautgefäße erwärmt und die Wärme durch den ganzen Körper transportiert wird. Solche Anwendungen belasten den Kreislauf, so daß sie nur nach Abklärung mit dem Arzt durchgeführt werden sollten.

■ Örtliche Wärme- oder Kältebehandlung

Bei der punktuellen oder kleinflächigen Wärmebehandlung kommt es sofort, bei der kurzzeitigen Kälteanwendung nach einer gewissen Reaktionszeit des Körpers, zu einer Mehrdurchblutung der Haut. Bei den lokalen Anwendungen bevorzugt man gerne Eis, weil die einwirkende Kälte zunächst eine schmerzstillende Wirkung hat und deshalb bestimmte Körperübungen besser durchführbar sind.

Wärmflasche, heiße oder kalte Dusche, Fango-Moorpackung, Rotlicht, Kaltluft oder Eis entfalten ihre entspannende bzw. schmerzlindernde Wirkung unter anderem über automatische Reflexmechanismen des Körpers

■ Massage

Der Masseur übt auf die Haut Druck- bzw. Zugreize aus, die je nach Technik unterschiedliche Wirkungen hervorrufen. Sie können anregend oder beruhigend wirken, verbessern die Durchblutung und entstauen das Gewebe, regen den Stoffwechsel an, verbessern die Verschiebbarkeit der Gewebsschichten gegeneinander und vieles mehr.

Gegenanzeigen: Vorsicht bei allen akut entzündlichen Erkrankungen mit Fieber, großflächigen Hauterkrankungen, Blutungsneigungen und bei Gefäßschäden, zum Beispiel Thrombosen oder Krampfadern.

■ Rotlicht- bzw. Infrarottherapie

Die Strahlung führt zu einer oberflächlichen Wärmeentstehung in der Haut. Über die verbesserte Durchblutung kommt es zu Entspannung und Schmerzlinderung, der Stoffwechsel wird in den bestrahlten Hautpartien angeregt.

Gegenanzeigen: Vorsicht bei akuten entzündlichen Erkrankungen und bei Durchblutungsstörungen.

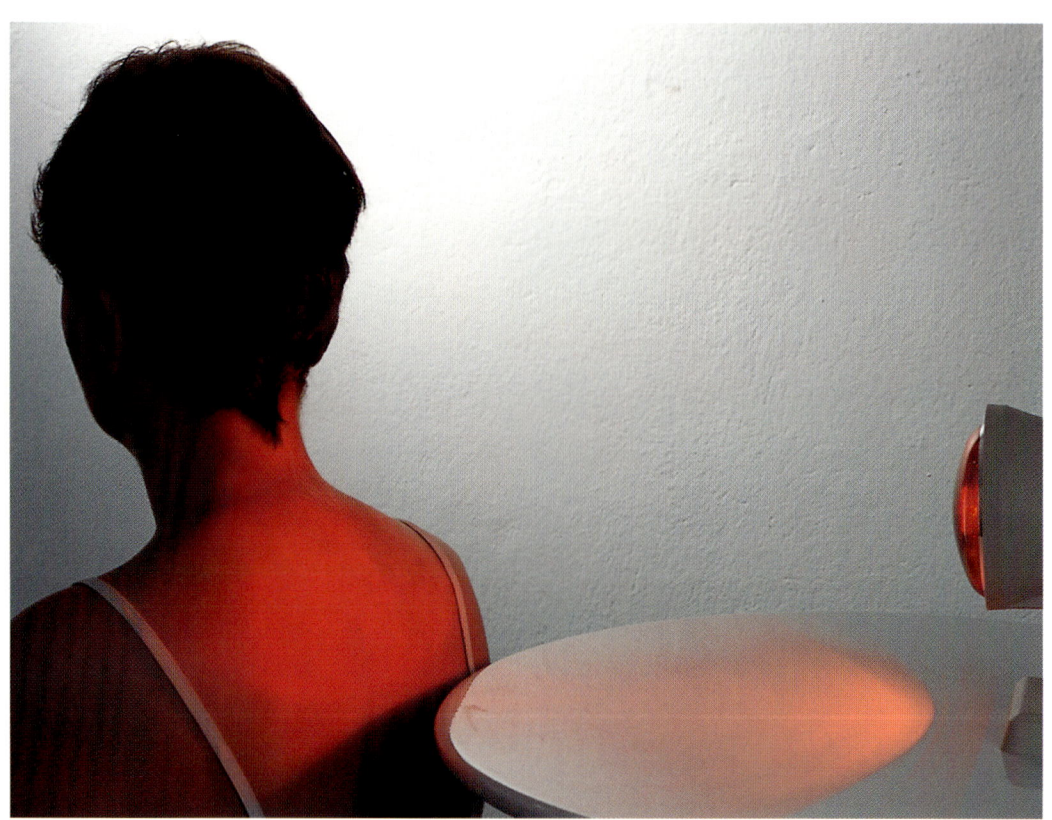

Rotlichtbestrahlung von Nacken und Schultern

■ Kurzwellentherapie

Behandlung mit hochfrequenten Wellen, bei der die Tiefenwirkung durch Veränderung von Dosis und Anwendungstechnik reguliert werden kann. Sie führt zur Erwärmung des Gewebes mit Durchblutungssteigerung, Stoffwechselanregung, Schmerzlinderung und Muskelentspannung.

Gegenanzeigen: Vorsicht bei entzündlichen Erkrankungen und allen Krankheiten, bei denen Wärme zu einer Verschlechterung beitragen könnte. Kurzwellen können die Funktion von Herzschrittmachern beeinträchtigen!

■ Mikrowellentherapie

Hochfrequente Strahlung mit geringer Eindringtiefe in den Körper. Wärmeentwicklung mit guter Wirkung bei oberflächlichen Muskelschmerzen.

Gegenanzeigen: Siehe Kurzwellentherapie.

■ Ultraschalltherapie

Hochfrequente „Mikrovibrationsmassage", besonders an den Grenzschichten der Gewebe vor allem im Bereich der Knochenhaut. Sie bewirkt eine Wärmeentwicklung, Verbesserung der Durchblutung und des Stoffwechsels und hat eine gewisse schmerzlindernde Wirkung. Schwellungen werden abgebaut.

Gegenanzeigen: Akute entzündliche Veränderungen und bösartige Tumore an Knochen.

■ Reizstrommassage

Niederfrenquenter Reizstrom führt zu einer starken Blutfülle im Gewebe, zur Stoffwechselanregung und sehr guten Schmerzlinderung. Ultraschall und Ultrareizstrom werden oft gemeinsam angewendet als Kombinationstherapie.

Gegenanzeigen: Alle entzündlichen Erkrankungen, Herzrhythmusstörungen, Herzschrittmacherpatienten und vieles andere mehr.

Darüber hinaus gibt es noch viele unterschiedliche Arten der Elektrotherapie, die in der Hand eines erfahrenen Therapeuten hervorragende Ergebnisse erzielen.

Eine besondere Form stellt die **transkutane elektrische Nervenstimulation (= TENS)** dar, bei der die Nerven durch die Haut hindurch (transkutan) über von außen steuerbare batteriegetriebene Geräte mit niederfrequentem Impulsstrom gereizt werden. Dies kann zur Schmerztherapie oder aber zur Muskelstimulation (zum Beispiel als Aufbautraining nach Operationen) genutzt werden. Die Geräte sind von den Patienten selbständig anzulegen und zu bedienen.

Bei allen Formen der geschilderten Physiotherapie kommt es im Grundsatz zu einer Wärmeentwicklung und damit zu einer Erhöhung des Stoffwechsels. Dadurch wird im wesentlichen auch die Kontraindikation vorgegeben, wie z.B. bei akuten Entzündungen, Durchblutungsstörungen, allgemeinen Herz- und Hauterkrankungen. Bei der Elektrotherapie insbesondere Herzerkrankungen und Rhythmus-

Kurzwellen- und Mikrowellentherapie können die Funktion von Herzschrittmachern beeinträchtigen

störungen sowie Ausschluß von Patienten mit Herzschrittmachern. Sowohl der Arzt als auch der Therapeut sollten über die möglichen Risiken informiert sein.

■ Chirotherapie

Sie dient zur Beseitigung von Funktionsstörungen der Wirbelsäule und anderer Gelenke. Bei eingeschränktem Gelenkspiel, zum Beispiel an den Wirbelgelenken, kann durch Mobilisierung oder Manipulation eine sogenannte „Blockierung" wieder gelöst werden. Es werden dadurch gleichzeitig die mit der Blockierung verbundenen reflektorischen Verspannungen der Muskulatur und die Schmerzzustände in dem Bereich der Rückenmuskulatur behoben.
Achtung: Bei dieser Therapieform ist sowohl für Ärzte als auch Therapeuten eine Spezialausbildung erforderlich! In der Hand des erfahrenen Manualtherapeuten gibt es jedoch keine wesentlichen Gegenanzeigen. Vor jeder Manipulation sollte ein Röntgenbild angefertigt werden, um eventuelle Tumore, Metastasen oder ähnliches aufzudecken, die eine Chirotherapie verbieten würden.

■ Manuelle Extension

Im Rahmen von Krankengymnastik und Massagen ist es gelegentlich sehr wirkungsvoll, die Halswirbelsäule unter leichtem Zug zu strecken, das heißt die Wirbelgelenke zu entlasten und dabei gleichzeitig die Muskulatur zu entspannen.
Achtung: Diese Behandlung darf nur sehr vorsichtig und langsam durchgeführt werden. Treten dabei Schmerzen auf, ist die Extension sofort abzubrechen.

Die Chirotherapie gehört in die Hände von speziell ausgebildeten Fachleuten

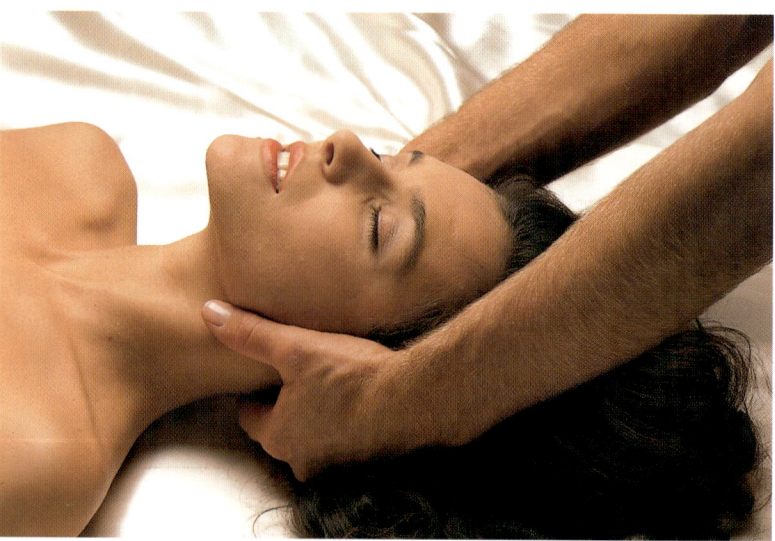

Manuelle Extension des Nackens

PSYCHOSOMATIK

(Stefan Zinck)

Neben den rein körperlichen Belastungen spielen immer auch psychische Einflüsse eine Rolle bei der Entstehung von Beschwerden im Nacken-Schulter-Bereich und von Kopfschmerzen. Jeder Mensch ist einmalig und unverwechselbar. Seine geistig-seelischen Fähigkeiten formen in Verbindung mit Einflüssen aus der Umwelt seine Persönlichkeit und seinen Charakter, die sich auf höchst individuelle Art und Weise auf Gestalt und Haltung des Körpers auswirken.

Für jeden von uns erlebbar, ist der ständig aufrechte Zweifüßergang eine spezifisch menschliche Erscheinungsform des Lebens. Er hat zu einigen Besonderheiten geführt, die in ihrer Gesamtheit den Menschen von allen anderen Säugetieren unterscheiden.

Die aufrechte Körperhaltung und die nach vorn gerichteten Augen gewähren uns Überblick und Umsicht. Die dadurch gewonnene Freiheit der Arme mit den funktionell nicht spezialisierten Händen ermöglicht uns die Umsetzung unseres freien Willens in die bewußt geführte Tat. Darüber hinaus erfordert der aufrechte Gang körperliche Anpassungen an die Anziehungskraft der Erde. Unser Gleichgewichtsorgan im Innenohr und viele andere Sinnesrezeptoren arbeiten bei der Koordination der Körperhaltung zusammen und ermöglichen es uns, unsere Gestalt zu jeder Zeit gegen die Wirkung der Schwerkraft aufzurichten. Der scheinbar so stabile Stand besteht in Wirklichkeit aus dem Wechselspiel winziger Korrigierbewegungen gegeneinander arbeitender Muskelgruppen. Wir stehen also nicht statisch, sondern dynamisch.

Aus den wenigen, nur ansatzweise geschilderten Phänomenen läßt sich aus dem Körperbau des Menschen ein wesentliches Merkmal des menschlichen Lebens – im Vergleich zum übrigen Naturreich – als Denkansatz formulieren: **In Aufrichtigkeit aus dem Überblick (der Erkenntnis) heraus durch freie und bewußt geführte Handlungen das Gleichgewicht des Lebens erhalten.**

Von diesem Ideal sind wir manchmal sehr weit entfernt; es steht oft im Widerspruch zu vielen Regeln in unserem soziokulturellen Umfeld und zu unserem Umgang mit der Natur. Jeder weiß aus Erfahrung, spürt an sich selbst und beobachtet an Mitmenschen, wie stark sich die Stimmungslage in der Körperhaltung widerspiegelt und im Sprachgebrauch ihren Ausdruck findet: Man „erstarrt zur Salzsäule", „läßt den Kopf hängen", „buckelt sich nach oben", „sackt in sich zusammen", „fühlt sich niedergeschlagen", „geht unter der

Kulturelle und soziale Prägungen sowie unsere Stimmungslage spiegeln sich in der Körperhaltung wider

Last in die Knie", „wird von der Last der Verantwortung erdrückt" und „stolpert über seine eigenen Füße". Dies sind nur einige gängige Ausdrücke in unserer Sprache, die verdeutlichen, daß jemandem die innere Kraft fehlt, um die gerade, aufrechte Körperhaltung zu bewahren, oder die innere Wachsamkeit zu gedämpft ist, um die eigenen Bewegungen richtig zu koordinieren. Alles zieht nach unten und fällt in die Schwere.

Was immer die Ursachen sein mögen, seelische Konflikte, Lebenskrisen, Überforderung, Einschränkungen der Entfaltungsmöglichkeiten oder Streß, alles findet seinen Ausdruck in der Körperhaltung. Hier wird deutlich, wie der Körper zum Spiegel der seelischen Verfassung wird: ein psychosomatisches Phänomen.

Jeder Mensch reagiert in Belastungssituationen mit ganz typischen Anzeichen: Magenschmerzen oder Durchfall vor Prüfungen, Appetitlosigkeit bei Trauer, Herzklopfen bei Freude, Luftnot und Erbleichen bei Schreck oder Entsetzen, hektische Flecken bei Aufregung oder Schamesröte im Gesicht. Schon diese banalen Beispiele zeigen, daß bestimmte seelische Zustände die normalen körperlichen Funktionen des Körpers durchbrechen und teilweise unerwünschte Reaktionen hervorrufen können.

Chronische seelische Belastungssituationen können über solche Mechanismen zu Schäden im Organismus führen, die sich schließlich als Magengeschwür, Asthma, Herzinfarkt, Allergie oder schwere Darm-

Unsere Psyche greift über das vegetative Nervensystem in die unbewußt gesteuerten Organfunktionen des Körpers ein

entzündung bemerkbar machen. Wie die individuelle Reaktion ausfällt, hängt auch von genetischen Faktoren ab, die erst in bestimmten Lebenssituationen und/oder unter dem Einfluß belastender Umweltbedingungen zum Tragen kommen; man spricht dann von der **individuellen Disposition** für bestimmte Erkrankungsformen. Es ist an dieser Stelle leider nicht möglich, im Detail auf diese Zusammenhänge einzugehen.

Wichtig erscheint mir zu erwähnen, daß auch das Immunsystem unter dauernder seelischer Belastung geschwächt wird und dann nicht mehr optimal funktionieren kann. Als einfachstes Beispiel hierfür mag gelten, daß man in einer negativen Streßsituation eher einen Schnupfen oder eine Erkältung bekommt, als wenn man „gut drauf" ist.

Der wesentliche Vermittler zwischen psychischen und körperlichen Reaktionen ist das vegetative oder „unbewußte" Nervensystem. Es sorgt für die Funktion aller lebensnotwendigen Vorgänge im Organismus wie Herzschlag, Atmung, Körpertemperatur, Verdauung usw., ohne daß wir uns dessen normalerweise bewußt werden. Wir wissen zwar, daß das Herz unaufhörlich schlägt, daß Lunge und Darm ständig arbeiten, bewußt erleben wir diese Organe jedoch erst durch Fehlfunktionen in Form von Herzschmerzen, Luftnot oder Darmkrämpfen.

Es ist bekannt, daß Teile der Rückenmuskulatur auch über das „unbewußte" Nervensystem gesteuert werden. So wie dieses im

Körperinneren die lebensnotwendigen Funktionen reguliert, sorgt es hier – grob gesprochen – durch ein dynamisches Wechselspiel von Anspannung, Gegen- und Entspannung für die korrekte Ausrichtung des Körpers im Raum. Besonders interessant ist dabei, daß unsere geistig-seelische Verfassung über das Vegetativum auf diese unbewußten Steuerungsvorgänge Einfluß nimmt. Mit einer aufrechten Körperhaltung verbindet man zum Beispiel intuitiv Kraft, Selbstbewußtsein und Stolz. Seelische Kränkungen, Verunsicherung und Angst drücken sich immer in der Haltung aus, entweder durch eine Verkrampfung oder einen allgemeinen Kraftverlust der Rückenmuskulatur. Wer mutlos ist „läßt den Kopf hängen", wer in Erwartung eines „Donnerwetters" den Kopf ein- und die Schultern hochzieht, macht sich kleiner als er ist. Diese Dinge geschehen unbewußt und sind kaum beeinflußbar. Der Körper spricht seine eigene Sprache und lügt nie. Manchmal steht sogar das gesprochene Wort im krassen Widerspruch zur Körpersprache.

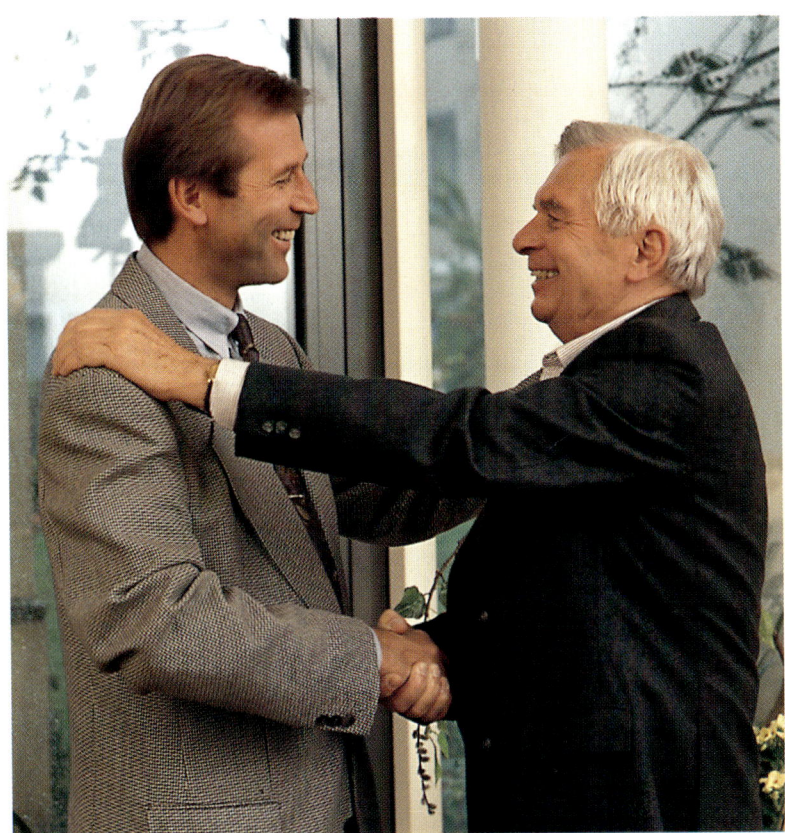

Haltung, Gestik und Mimik sprechen für sich

Lang andauernde seelische Belastungen oder Lebenskrisen wie eine Scheidung oder ein Todesfall in der persönlichen Umgebung können zu Mutlosigkeit oder Kraftlosigkeit, manchmal sogar zum Verlust des Lebenssinns führen. Äußerlich kann man dabei eine Haltungsänderung beobachten, die eine erhebliche Fehl- und Mehrbelastung der Wirbelsäule bedeutet und zu schmerzhaften Rückenproblemen führen kann. Sehr häufig werden in solchen Situationen bei entsprechender Vorschädigung Bandscheibenvorfälle beobachtet, bei bestehenden Wirbelsäulenproblemen tritt eine massive Verschlechterung ein.

Seelische Krisen können zu Schäden an der Wirbelsäule führen

Zusammenfassend kann man sagen, daß wir unseren Mitmenschen durch die Sprache unseres Körpers, das heißt Haltung, Gestik, Blickwendung, Kopf- und Armhaltung unbewußt unseren seelischen Zustand übermitteln. Diese Signale werden von jedem Menschen unmittelbar, wenn auch oft unterbewußt, aufgenommen und verarbeitet. Es entsteht ein intuitiver Eindruck, der sich auf die Kommunikation mit dem Gegenüber auswirkt. Nach einer entsprechenden Schulung und mit einer gesteigerten Aufmerksamkeit kann dieser Prozeß auch bewußt gemacht und gesteuert werden.

Wenn man davon ausgeht, daß Geist, Seele und Körper eine Einheit bilden, ist es nicht möglich, sie voneinander zu trennen. Man muß sich nur bewußt machen – und man erlebt es ja ständig –, daß dort wo Soma (= der Körper) lebt, auch Psyche (= die Seele) herrscht und das geistige Prinzip des Mensch-Seins durchdringt.

Diese Einsicht macht deutlich, wie wichtig es ist, neben der Pflege des Körpers – dazu gehören Essen und Bewegung – auch für eine entsprechende Pflege von Geist und Seele zu sorgen. Unsere Lebensumstände machen es dringend erforderlich, daß wir vorausschauend denken und verantwortlich handeln. Wir tragen eine große Verantwortung für das Leben, für uns selbst, unsere Kinder, die Mitmenschen und die Umwelt. Unsere technikorientierte Zivilisation macht es notwendig, über Vorbeugemaßnahmen nachzudenken, da uns die Umwelt heute anders fordert als zum Beispiel noch vor hundert Jahren. Eine Lebenshygiene ist erforderlich, die uns schützt beziehungsweise einen Ausgleich bildet zu der seelisch kaum noch zu verarbeitenden Flut von Bildern, Nachrichten und Informationen in Beruf und Freizeit. Das Fernsehen verführt uns zu äußerlicher und innerer Passivität und lähmt die Kommunikation in der Gemeinschaft. Im Berufsleben steigt die Zahl der Computerarbeitsplätze ständig an. Mit starrer Haltung und fast bewegungslos sitzen die Menschen vor den Bildschirmen, der persönliche Austausch mit Mitarbeitern und Geschäftspartnern ist in Zukunft nicht mehr nötig.

Es sind vorwiegend die sozialen Folgen, die den Menschen bewußt oder unbewußt in seinem Selbstverständnis verletzen. Zu den körperlichen Problemen durch mangelnde Bewegung gesellen sich Abstumpfung und/oder Aggressivität, Isolation und eine Schwächung der Persönlichkeit, die sich wiederum in einer steigenden Anzahl von „psychosomatischen" Erkrankungen äußern.

Es mag verwundern, warum dieses Thema in einem Buch über Halswirbelsäulengymnastik einen derart breiten Raum einnimmt. Ich halte jedoch die Kenntnis dieser Zusammenhänge – wenn auch nur andeutungsweise – für außerordentlich wichtig, denn eine wirklich gute Körperhaltung kann nur bei seelischer Integrität über die „innere Aufrichtung" erfolgen, und es wird wohl jedem einleuchten, daß ständiges Training und Bodybuilding alleine nicht den gewünschten Effekt erbringen können.

Nun ist nicht gleich jede spürbare Verspannung Ausdruck eines seelischen Ungleichgewichts, sie wird oft genug durch handfeste Gründe wie Fehlhaltungen oder einseitige Belastungen hervorgerufen. Es ist jedoch Aufgabe des behandelnden Arztes, die geschilderten Zusammenhänge in seine Überlegungen mit einzubeziehen und zu erkennen. Es kann durchaus sinnvoll und notwendig sein, einen psychotherapeutisch geschulten Facharzt hinzuzuziehen, der die psychischen Belastungsfaktoren aufdeckt und „das Gewicht von der Seele nimmt", um so dem ganzen Menschen gerecht zu werden.

Dieser Beitrag soll zum Nachdenken und zur Umstellung von schädigenden Lebensgewohnheiten anregen. Er soll die Wachsamkeit gegenüber sich selbst und seinen Mitmenschen schärfen, soll dazu anregen, nicht mehr so viel stillschweigend „in sich reinzufressen", er soll helfen, den Mut zu entwickeln, Probleme und Verletzungen mit den betreffenden Personen anzusprechen, um sich selbst zu erleichtern, eventuell auch mal auf andere zuzugehen, deren Körpersprache – trotz ständigen Lächelns – signalisiert: „Mir geht es schlecht".

Es ist Ihr Leben, das Sie würdevoll gestalten und genießen möchten. Probleme haben alle, ob als Untergebene, Chefs oder Lebenspartner; man muß nur den Mut finden, darüber reden zu können, dann kann man sich auch von Mensch zu Mensch aufrecht in die Augen schauen.

REGISTER

Danksagung

Für die tatkräftige und moralische Unterstützung zu diesem Buch möchte
ich mich ganz herzlich bei folgenden Personen bedanken:
Frank Naeve beriet mich fachlich bei der Durchsicht meiner Texte und
Übungen. Für die Engelsgeduld bei den Fototerminen für das Manuskript
bin ich Sven Dannath und Janette Schlüter sehr dankbar. Diese Fotovor-
lagen waren eine große Hilfe für die anschließenden Studioaufnahmen. Bei
Stefan Zinck bedanke ich mich für das Vorwort und die medizinischen
Artikel. Sönke Carstens-Behrens hat bei der Redaktion des Manuskripts
geholfen. Er ermutigte mich ebenso wie Dörte Junge und Waltraut Engelmann bei der Arbeit.

Im FALKEN Verlag sind zahlreiche Titel zum Themenbereich „Wirbelsäule" erschienen. Bitte fragen Sie danach in Ihrer Buchhandlung.

Beachten Sie bitte das ebenfalls über den Buchhandel erhältliche Video „Gymnastik für die Halswirbelsäule" (Nr. 6212, ca. 60 min. Laufzeit, in Farbe, VHS).

ISBN 3 8068 1610 7

© 1995/96 by Falken-Verlag GmbH, 65527 Niedernhausen/Ts.

Umschlaggestaltung: Bayerl & Ost GmbH, Frankfurt/M.
Layout: Bayerl & Ost GmbH, Frankfurt/M.
Redaktion: Uwe Meilahn
Herstellung: Sabine Vogt
Titelbild: STUDIO TEAM Gesellschaft für Werbefotografie mbH/Wolfgang Zöltsch, Langen
Foto Umschlagrückseite: Rohde KG, Steyerberg
Fotos: STUDIO TEAM GmbH/Wolfgang Zöltsch, Langen S. 2, 5 li.ob. u. li.un., 13, 19, 24 – 77; **Rohde KG,** Steyerberg S. 7, 18; **Dr. L. Reinbacher,** Kempten S. 4 li.ob., 8; **Schlaraffia** S. 14; **Ulrich Niehoff,** Bienenbüttel S. 4 li.un., 5 re.ob., 15 li. u. re., 86; **Silvestris Fotoservice GmbH,** Kastl S. 4 re.ob., 17, 21; **FALKEN ARCHIV: STUDIO TEAM GmbH/ Wolfgang Zöltsch** S. 16; **Lothar Reichel** S. 84; **Foto Design Hesselmann** S. 88; **L. Dürichen** S. 91
Zeichnungen: Gerhard Scholz, Dornburg S. 10; **FALKEN ARCHIV: W. Peuser** S. 9 li. u. re. 11

Satz: FALKEN Verlag, Niedernhausen/Ts.
Druck: Druckhaus Cramer, Greven

817 2635 4453 62